实用全科医学诊疗策略

孙芬 白羽 努孜古丽·努斯来提 于晓群 黄威 李建超 主编

吉林科学技术出版社

图书在版编目（CIP）数据

实用全科医学诊疗策略 / 孙芬等主编. -- 长春：
吉林科学技术出版社，2024. 6. -- ISBN 978-7-5744
-1630-7

Ⅰ. R499

中国国家版本馆 CIP 数据核字第 2024S87K15 号

实用全科医学诊疗策略

主　　编　孙　芬　等
出 版 人　宛　霞
责任编辑　赵　兵
封面设计　李　丹
制　　版　李　丹
幅面尺寸　185mm×260mm
开　　本　16
字　　数　155 千字
印　　张　10
印　　数　1~1500 册
版　　次　2024年6月第1版
印　　次　2024年12月第1次印刷

出　　版　吉林科学技术出版社
发　　行　吉林科学技术出版社
地　　址　长春市福祉大路5788号出版大厦A座
邮　　编　130118
发行部电话/传真　0431-81629529 81629530 81629531
　　　　　　　　　　81629532 81629533 81629534
储运部电话　0431-86059116
编辑部电话　0431-81629510
印　　刷　三河市嵩川印刷有限公司

书　　号　ISBN 978-7-5744-1630-7
定　　价　65.00元

实用全科医学诊疗策略

编委会

主　编

孙　芬　　山东省淄博莲池医院

白　羽　　忻州职业技术学院

努孜古丽·努斯来提　　新疆医科大学第五附属医院

于晓群　　乳山市城中社区卫生服务中心

黄　威　　广东省东莞市石碣医院

李建超　　潍坊市益都中心医院

副主编

冉　冉　　重庆松山医院

杜海燕　　中铁十七局集团中心医院

吴泉霖　　西安国际医学中心医院

汪明庆　　安徽医科大学第一附属医院

许文学　　中山市人民医院

冯志全　　武威市人民医院

张　斌　　新疆昌吉州中医医院

李　俨　　安徽医科大学第一附属医院

赖焕媚　　广州医科大学附属第四医院

陆晋军　　江阴市第三人民医院

陈泰安　　泗洪县第一人民医院

邓多喜　湖南食品药品职业学院

王蝴蝶　武警内蒙古总队医院

俞业礼　江苏省宿迁市泗阳第三医院

李晓娟　山东省郯城县妇幼保健计划生育服务
　　　　中心

编　委

朴　瑛　北部战区总医院

前　言

在当今医疗领域，全科医学作为一种综合性的医疗模式，其重要性日益凸显。实用全科医学诊疗策略不仅关乎患者的生命健康，更体现了医学人文关怀与科学精神的融合。随着医学科学的快速发展，针对疾病从基础理论到临床诊疗的研究都在不断深入与完善，诊疗技术也在不断更新。同一疾病的不同阶段、患者的年龄、并发症情况不同，治疗方案亦不同。本书从全科医学概论入手，论述了呼吸内科疾病、神经外科疾病、脑血管疾病、妇科肿瘤等疾病的诊疗策略，希望能为相关专业人员提供参考。

目 录

第一章 全科医学概述

第一节 全科医学的基本概念

一、全科医学

（一）全科医学的定义

全科医学又称家庭医学，是一个面向个体、家庭与社区，整合了临床医学、预防医学、康复医学以及医学心理学、人文社会学科相关内容于一体的综合性的医学专业学科，是一个临床二级学科；其专业领域涉及各种年龄、性别、各个器官系统以及各类疾病。其主旨强调以人为中心、以家庭为单位、以整体健康的维护与促进为方向的长期负责式照顾，并将个体与群体健康照顾融为一体。

全科医学诞生于 20 世纪 60 年代，是西方国家通科医生在长期实践经验的基础上，综合了现代生物医学、临床医学、行为科学和社会科学的学科成果，用以指导医生从事基层医疗保健第一线服务的知识技能体系。

1968 年美国家庭医疗委员会（ABFP）成立，于 1969 年成为美国第 20 个医学专科委员会，家庭医学也成为与内科、外科并列的临床二级学科。这意味着家庭医学专业学科的诞生，是该学科建立的一个重要的里程碑。这一新兴学科于 20 世纪 80 年代后期传入中国，1993 年 11 月中华医学会全科医学分会成立，标志着我国内地全科医学学科的诞生。

（二）全科医学的特点

全科医学学科范围宽广、内容丰富，与其他各专科有相互交叉；亦有自己独特的知识、技能和理念。全科医学是基层医疗一线服务的关键学科与学术核心，解决个人、家庭与社区主要的、常见的健康问题，维护与促进个体和群体健康的需要，将各学科的相关知识、技能有机地整合而发挥作用。

全科医学提供基础医疗服务，全科诊所多为卫生医疗保健系统的首诊场所。在这些诊所，全科医生能为大多数人解决其大多数的健康问题。如不能解决，全科医生将患者转诊至合适的专科，并处理好相关衔接和协调工作。全科医生成为人们接触卫生医疗保健系统的第一人，协调各种医疗卫生服务，帮助患者合理高效地利用各种卫生资源，因此全科医生既是其服务对象健康的"守卫者"，也是卫生医疗保健系统的"守门人"。

二、全科医疗

（一）全科医疗的定义

全科医疗是将全科医学/家庭医学理论应用于患者、家庭和社区照顾的一种基础医疗保健的专业服务，是基层/社区卫生服务中的主要医疗形式。

美国家庭医师学会（AAFP）对家庭医疗（相当于全科医疗）的定义是："家庭医疗是一个对个人和家庭提供持续性与综合性卫生保健的医学专业。它是一个整合了生物医学、临床医学与行为科学等学科的宽广专业。家庭医疗的范围涵盖了所有年龄、性别人群，涉及每一种器官系统以及各类疾病实体。"

全科医疗提供的既是基础性的医疗卫生服务，也是优质的医疗服务。全科医疗为服务对象提供躯体和精神上的医疗照顾，既是一种可及的、安全的、有较好费用效益的医疗服务，又是基于最佳科学证据，充分考虑到服务对象的需求、尊重患者家庭、个人的价值观及其信仰的医疗服务。

（二）全科医疗的特点

全科医疗有其独特的知识、技能和理念。虽然在知识和技能方面，全科医疗与其他专科共享人类医学发展的成果，但全科医疗的理念有别于其他临床专科。全科医疗更强调以人为中心，将患者置于其家庭背景和社区环境之中，强调运用家庭力量、人际关系、咨询以及心理治疗等方面的知识技能处理其医疗问题。

全科医疗有其独特的问诊过程，通过有效的沟通使医生和患者逐渐建立起积极的医患关系，强调医患关系的建立与维护。进而倡导授权给患者，帮助患者做出医疗决策。

全科医疗强调综合性、个体化的照顾；强调疾病预防和健康维持；强调疾病早期发现并处理；强调在社区场所对患者提供服务，以保证全科医疗对其服务对象是方便的、可及的；强调协调利用全科、专科等医疗卫生资源，以及社区内外的其他资源。

全科医疗最大特点是强调对服务对象的"长期负责式照顾"，这种持续性的医疗服务意味着其关注中心是服务对象这个整体的人，而非仅仅是其所患的病，并对其长期健康负有管理责任。只要全科医生与服务对象建立了某种契约关系，就应随时关注他们的身心健康，对其主观和客观的、短期与长期的各种卫生需求做出及时评价和反应。由于医生对医学知识的把握胜于患者，因此全科医疗是一种由医生发起的以人为本、以健康为中心、以需要为基础、以需求为导向的主动的医疗服务。

由于全科医疗内容丰富，因此全科医疗多以团队合作的工作方式开展工作，以生物-心理-社会模式为诊治理论基础。从身体、心理、社会、文化、家庭和个人的信仰、价值观，以及客观存在的各种因素等多角度处理问题，着重于对患者的照顾、疾病预防和健康促进。

（三）全科医疗的服务内容

全科医疗服务内容贯穿人的生命周期：从计划生育到优生优育，从妇女围生期到新生儿、青少年、中老年，乃至临终关怀，每个阶段都有其特定的生理、心理与家庭、社会方面的健康问题。

由于国家与地区的不同，以及所处的卫生保健系统的差异，全科医疗所涉及的内容也会有差别。在有些国家，接生和围生期保健完全由妇产科专业人员负责，而与全科医疗无关；而在某些地区，更多的预防工作是由护士或专职公共卫生人员提供，全科医疗更集中于患者的管理。

而因服务地点和场所的不同，导致全科医疗服务内容的区别就更明显：如在乡村地区由于难以转诊，全科医疗服务范围就较城市地区广泛得多，往往包括接生、外科常规手术、各种内镜检查等；在北美，许多大型医疗中心也设家庭医学科，其服务除日常门诊外，往往还包括病房、急诊室与ICU服务；在老龄化严重的地区，全科医疗常包括护理院和临终关怀；而在学校的保健中心，全科医疗除日常门诊外，更注重青少年保健和心理咨询的实施。此外，在远洋航行的商船和海军舰艇上，在运动员训练基地、军营、机场、急诊中心等地，都可设全科医疗诊所，其服务也会因对象的不同而具有各自的特色（如侧重于运动医学、职业病学、针灸、草药医疗等）。总之，全科医疗的服务内容是根据所在地服务对象的需要而定。

随着我国卫生改革的实施，全科医疗被赋予越来越重要的社会责任，因此，其服务涉及的知识技能也在日益拓宽。在知识方面，要对个人和家庭提供长期负责式的服务，就应对健康水平（而不仅是疾病）的测量、疾病的预测、各年龄段不同症状的含义、疾患对家庭的冲击和家庭资源的利用等有所了解；要提供以人口为基础的服务，就需要更多的流行病学、统计学知识，以及与社区健康促进相关的各种工作能力；要做好医疗保险系统的"守门人"，就需要更全面地关注全科医疗服务中成本-效果与成本-效益的要求、全科医疗管理技术；要影响卫生政策和卫生资源投向，就需要与服务对象和政策制定者进行有效的对话。因此，全科医生需要不断学习，以提升全科医疗服务水平。

三、全科医生

（一）全科医生的定义

全科医生又称家庭医师，或家庭医生，是全科医疗服务的提供者。

英国皇家全科医师学院（RCGP）对全科医生的定义是："在患者家里、诊所或医院里向个人和家庭提供人性化、基础性、连续性医疗服务的医生。他承担对自己的患者所陈述的任何问题做出初步决定的责任，在适当的时候请专科医生会诊。为了共同的目的，他通常与其他全科医生以团队形式一起工作，并得到医疗辅助人员、适宜的行政人员和必要设备的支持。……其诊断由生物、心理、社会几个方面组成，并为了促进患者健康而对其进行教育性、预防性和治疗性的干预。"

美国家庭医师学会对家庭医生的定义是："经过家庭医学专业教育和训练的医师，具有的独特的态度、技能和知识，使医师具有资质向家庭的每个成员，提供持续性、综合性的医疗照顾、健康维护和预防服务，无论其性别、年龄或健康问题的类型，也无论其健康问题的类型是生物医学的、行为的或社会的。这些专科医生由于其独特的专业背景，以及他们与家庭的相互作用，最具资质服务于每一个患者，并作为所有健康相关事务的维护者，包括适当地利用专科医生、卫生服务以及各种社区资源。"

Rakel博士认为，一个训练有素的家庭医师能完善地处理急性感染、取活体组织检查、修补损伤、治疗肌肉骨骼扭伤和轻微骨折、取异物、治疗阴道炎、提供产科服务及新生儿照顾、精神科支持治疗，以及负责诊断性操作的监督管理；其服务范围可以从确认某些潜在危险因素时所进行的常规健康检查，到要求专科医师以高度发达的技术手段进行的会诊或转诊。家庭医师必须了解可用于协助处理患者的多样而复杂的技术设备，还必须使这些技术与个体患者的特定需求相匹配，对患者的人格和期望进行充分的考虑。

简而言之，全科医生是为个人、家庭和社区提供优质、方便、经济有效的、一体化的基础性医疗保健服务，进行对生命、健康与疾病的全过程、全方位负责式管理的医生。其服务内容涵盖了不同的性别、年龄的对象及其生理、心理、社会各层面的健康问题；全科医生应能在所有与健康相关的事务上，为每个服务对象当好健康代理人。

全科医生需要对社区和家庭中各类服务对象的基本卫生服务需求有全面而透彻的研究与把握，注意其个性、家庭、生活方式和社会环境，从宽广的背景上考察健康和疾病及其相互关系，在社区条件下做出适当的评价和干预。为此，全科医生必须对服务对象的卫生服务需求和各门相关学科的发展保持高度的敏感性与开放性，从而全方位汲取营养，在理论与实践的结合中不断完善自身。

（二）全科医生的角色

1.临床医生　全科医生是医学专业人员，是临床医生，是服务对象健康的"守护人"。负责常见健康问题的诊治、病患的照顾和全方位健康管理，包括疾病的早期发现、干预、康复与生命终末期服务；还负责服务对象的健康维护，促进其健康生活方式的形成，对疾病危险因素进行筛查和干预。

2.教育者　全科医生利用各种机会和形式，对服务对象（包括健康人、高危险人群和患者）随时进行深入细致的健康教育，保证教育的全面性、科学性和针对性，并进行教育效果评估。全科医生还承担医学教育工作，包括对医学生、住院医生、护士、社工人员等进行全科医学的教育和培训等。

3.沟通者 作为患者与家庭的医疗代理人与其他医学专业人员、医疗服务机构进行沟通协调，负责为其提供协调性服务，包括动用家庭、社区、社会资源和各级各类医疗保健资源，与专科医生形成有效的双向转诊关系。

4.守门人 作为首诊医生，为患者提供所需的基本医疗服务，解决大多数人一生中所遇到的大多数的健康问题，对少数需要专科医疗者选择适时适当的会诊与转诊；作为医疗卫生资源的"守门人"，严格依据有关规章制度和公正原则、成本-效益原则从事医疗卫生活动，把守卫生资源和医疗保险"门户"，帮助患者获得医疗卫生资源，同时协调卫生资源的合理使用。

5.管理者 作为基础医疗卫生服务团队的核心人物，在日常医疗保健工作中管理人、财、物，协调好医护、医患关系，以及与社区社会各方面的关系；组织团队成员的业务发展、审计和继续教育活动，保证服务质量和学术水平。

6.组织协调者 作为社区健康维护的领袖人物，组织各项健康促进活动，与社区和家庭建立亲密无间的人际关系，推动健康的社区环境与家庭环境的建立和维护。动员和组织社区各方面积极因素，协助建立与管理社区健康网络，利用各种场合做好健康促进、疾病预防和全面健康管理工作；建立与管理社区健康信息网络，运用各类形式的健康档案资料协助做好疾病监测和卫生统计工作。

（三）全科医生的素质

承担上述全方位、全过程负责健康管理的全科医生，需要有其特定的专业素质，包括以下几个方面内容。

1.强烈的人文情感 全科医疗是以人为本的照顾，全科医生必须具有对人类和社会生活的热爱与持久兴趣，具有服务于社区人群并与人相互交流、理解的强烈愿望。对患者的高度同情心和责任感永远不变，就像母亲对孩子的爱心一样，是无条件的、全方位的、不求回报的，这种人格是当好全科医生的基本前提。

2.娴熟的业务技能 全科医生应具有把服务对象作为一个整体人看待和服务的知识；既

善于处理暂时性健康问题，又能对慢性病患者、高危人群与健康人提供持续性保健。因此，全科/家庭医学，涉及社区常见疾病的各临床学科（包括中医学），乃至遗传学、心理学、行为科学、流行病学、统计学、预防医学、伦理学、社会学、经济学等学科中的相关知识技能，对于胜任全科医疗工作都是不可缺少的。

3.出色的管理能力 全科医生工作处处涉及患者、家庭与社区健康管理，以及社区卫生服务团队管理等。因此他必须具备一个强者的自信心、自控力和决断力，敢于并善于独立承担责任、控制局面。在集体环境中具有协调意识、合作精神和足够的灵活性、包容性，从而成为团队的核心，与各方面保持和谐的人际关系；又能随时平衡个人生活与工作的关系，以保障自己的身心健康与服务质量。

4.执着的科学精神 为了保持与改善基础医疗质量，科学的态度和自我发展能力是全科医生的关键素质之一。必须严谨、敏锐、孜孜不倦地对待业务工作，抓住任何继续医学教育的机会；能运用循证医学方法，批判性地评价新知识和信息，并将其结合于日常服务实践中。善于通过自学、继续教育，学习评价自身技能与行为等，不断获得自我发展。

正是以上特定的专业素质，使人们能放心地把自己的健康托付给他们，使全科医生队伍能在强手如林的专科化时代以不可阻挡之势发展壮大，成为高素质的专业学科的载体和"人人享有卫生保健"目标的主要承担力量之一。

第二节 全科医学与相关学科的关系

一、全科医疗与专科医疗的区别及联系

（一）服务宗旨与职责上的区别

专科医疗和全科医疗负责健康与疾病发展的不同阶段。专科医疗负责疾病形成以后一段时期的诊治，而全科医疗负责健康时期、疾病早期乃至经专科诊疗后需要长期照顾的疾病或无法治愈的疾病后期，甚至是终末期阶段。

专科医疗的宗旨是根据医学对人体生命与疾病本质的研究成果来认识与对抗疾病；并因此而承担深入研究病因、病理等微观机制，以及诊断方法、药物、手术等治疗技术的责任。当遇到现代医学无法解决的问题时，专科医疗就不得不放弃其对患者的责任（即在疾病"无法诊断"或"无法治疗"时让其出院或终止治疗）。在这种意义上，专科医生类似于"医学科学家"，其工作遵循"科学"的模式，其责任局限于医学科学认识与实践的范围，其最高价值是科学性，即集中体现了医学的科学性方面。由于专科医疗强调根除或治愈疾病，可将其称为治愈医学。其对患者的管理责任仅限于在医院或诊室中，一旦患者出院或就诊结束，这种管理责任即终止；因此，患者回家以后是否继续保持遵医行为，这是专科医生的职责难以顾及的方面。

全科医疗的宗旨是为个人、家庭提供全面照顾，而非单纯的疾病诊治，其关注的中心是人而不是病，无论其服务对象有无生物医学上定位的病种，全科医疗都要为其提供令人满意的照顾，即对自己的服务对象有关健康的一切事务负有不可推卸的责任。因此，全科医生类似于"医学服务者"与"管理者"，其工作遵循"照顾"的模式，其责任既涉及医学科学，又延及与这种服务相关的各个专业领域（包括医学以外的行为科学、社会学、人类学、伦理学、文学、艺术等），其最高价值既有科学性，又顾及服务对象的体验性，即充分体现了医学的艺术性方面。

此外，随着社会进步，基础医疗的公平性、经济性与可及性日益凸显，全科医疗中医疗决策还需要体现卫生经济学价值，以及医学的公益性。由于这种医疗服务对照顾的注重，可称为照顾医学。全科医疗对于患者的健康管理责任是无止境的，只要患者信任医生并与医生签约，医生就应关照其健康问题而无论时间、地点；患者回家以后是否继续保持遵医行为，其家庭或社区环境是否有利于患者治疗与康复，这仍属于全科医生的管理范围。

（二）服务内容与方式上的区别

专科医疗处于卫生服务的金字塔之上部，其所处理的多为生物医学上的疑难的、急重症的疾病。其服务方式多采用各个专科的高科技诊疗手段，动用较为昂贵的医疗资源，以解决少数人的疑难问题。专科医生是运用复杂而精密的仪器装置救治患者的技术权威，而患者是这些高技术手段的被动受体。此外，专科医疗是分科的，如消化科、血液科、骨科、普外科等，专科医生不提供其专科医疗范围以外的服务。

全科医疗处于卫生服务的金字塔之底层，处理的多为常见健康问题，其服务方式为利用基本的医疗技术手段，还常常利用家庭和社区的卫生资源，以低廉的成本维护大多数民众的健康，并干预各种无法被专科医疗治愈的慢性疾患及其导致的功能性问题。全科医疗并不分科，服务对象所有的健康问题都是全科医生服务的范围。

由于这些问题往往涉及服务对象的生活方式、社会角色与健康信念，全科医疗的服务方式是通过团队合作进行"一体化"的全方位管理；这种管理的依据既包括现代医学各学科的新成果，又有多年积累的实践经验，还包括各种行之有效的传统医学、替代医学手段。在全科医疗服务团队中，患者（个体或群体）应是医护人员得力的合作伙伴，是社区/家庭健康管理目标制订与实施的积极主体之一。

（三）全科医疗与专科医疗的联系

虽然全科医疗与专科医疗在服务内容和方式上有诸多不同之处，但在布局合理的金字塔形卫生服务网络结构中，全科医疗与专科医疗是一种互补与互助的关系，表现为在以下三个方面。

1.各司其职 大医院不再需要处理一般常见病，而集中于疑难急重问题诊治和高科技医疗技术研究，基层医疗机构则应全力投入社区人群的基本医疗保健服务。患者的一般问题和慢性病可以就近获得方便、便宜而具有人情味的服务，若需要专科服务时可以通过全科医生的转诊，减少就医的不便与盲目性；而医疗保险系统可因此而获得一支强大的"守门人"队伍，从而减少浪费，提高医疗资源利用上的成本效益。

2.相互合作 由于分工明确，全科医疗和专科医疗在患者照顾及医学发展中可以各自发挥所长。大医院的门诊部不再拥挤嘈杂，其主要功能是在特定的时间内根据预先的约定接待基层转诊患者；专科医生将主要精力用于少数患者的确诊和住院治疗，以及与之相关的高科技研究和医学教育，从微观角度推动医学科学的发展。全科医生则以经济有效和高情感的方式处理大批日常患者的一般健康问题，并能筛选或发现少数疑难或重症病例、及时转会诊，从宏观角度扩大医学服务范围，并丰富医学科学的内涵。全科医生提供患者有关的早期信息，有利于专科医生对疑难问题的诊治；专科医生主动提供的继续医学教育，有利于全科医生及时更新知识、利用新技术，更好地与专科医疗衔接。

3.“无缝式”式服务　在世界上实行了以基础医疗做“守门人”制度的国家或地区，其卫生服务提供机制是一种整体化模式，即改变不同机构各自为政的状况，根据患者需要，组织起个人、家庭、社区和医院之间的连续性服务系统，提供“无缝式”医疗照顾。全科医疗和专科医疗间建立了双向转诊以及信息共享关系与相应的网络，这些关系及其网络可以保证服务对象获得最有效、方便、适时的服务。具体做法为：①在患者转诊过程中，全科医生和专科医生之间互相书写详细的转诊记录，近年来全科医生甚至可以通过互联网获得患者在各大医院的检查结果与图像；②患者住院后，全科医生可以到医院中了解患者病情、交流信息，协助专科医生与患者进行沟通，改善患者管理；③全科医生作为“守门人”，有监督患者住院期间的诊疗服务、费用及住院时间是否适宜等情况的责任；④专科医师和全科医师围绕着共同的疾病或针对患者在信息收集、病情监测、疾病系统管理和行为指导、新技术适宜利用、医学研究开展等各方面开展积极合作，有利于全面改善医疗服务质量与提高医疗服务效率。

二、全科医学与其他专科医学的关系

（一）与社会医学的关系

从 19 世纪发展起来的社会医学是一门医学与社会科学相结合的交叉学科，它从不同的层次研究人群健康与社会因素和行为的关系，研究具有社会性的医学问题，以及卫生事业管理如何满足社会卫生服务需求等问题，为制定卫生事业的方针政策和发展规划，以及更新医疗卫生工作的观念提供理论与实践依据。近年来，社会医学以其研究成果体现“生物-心理-社会医学模式”，推动医学模式转变和新健康观的形成；并积极倡导“社会大卫生观”，促进区域性卫生规划的建立与新卫生政策的形成，在卫生改革中起着重要的作用。

全科医学与社会医学关系十分密切：①全科医学吸收社会医学的研究成果，以生物-心理-社会医学模式和新型健康观作为理论基础；②全科医学在社会大卫生观指导下开展其服务；③全科医学运用社会医学有关方法，研究如何满足社区民众卫生服务需求等问题；④全科医学使用社会医学的理论、方法与全科医生的日常服务相结合，扩大了社会医学的应用范围并丰富其内涵，提高了社会医学研究成果的可操作性。

（二）与社区医学的关系

社区医学是公共卫生和社会医学在 20 世纪中期深入发展的产物。它以社区为立足点，运用流行病学、统计学、社会医学、人类学、社会学等学科的观点和方法，对社区人群的公共卫生问题以及社区卫生服务的组织管理进行全面而有针对性的研究；确认社区卫生问题、确定优先问题（即社区诊断），并动员社区民众、利用社区资源，通过社区卫生服务改善人群的健康水平，达到促进社区健康、满足社区群体卫生需求之目的。

全科医学属于临床二级学科，其内容和研究目标以个体医疗保健为主；但它又是融个体与群体卫生服务于一体的医学，其在群体目标上与社区医学完全一致。这样，全科医生便成为在社区中执行社区医学任务的倡导者和带头人；而在落实社区医学的过程中所获得的资料、资源和组织系统，以及全科医生及其工作团队在社区医学实践中得到的群体保健能力的自身训练，则为全科医学在社区的实施奠定了坚实的基础。

（三）与"替代医学"或"补充医学"的关系

尽管现代医学已经在世界范围内普及，现代医学主流以外的其他类型医疗方式依然存在。例如，中国传统医学（中医药学，包括草药、针灸、按摩等）、气功、印度的瑜伽术、西方的催眠术、自然疗法等，并为各国人民广泛应用。据统计，即使在高科技医学盛行的美国，每年也至少有三分之一的人使用这类非主流医学，其中三分之二属于自我医疗；而在腰背痛、焦虑、头痛、各种慢性疼痛以及癌症等问题的患者中，24%～36%都使用过这类疗法。一些常见疾病如高血压、糖尿病、癌症、肺部疾病、泌尿系感染、皮肤病等的患者，一般都是在接受过现代医学的诊治后，未经医生推荐，无论医疗保险系统是否给予支付费用，都会自行去使用非主流疗法。

以上事实充分说明了这类非主流医学的受欢迎程度。实际上，这反映了现代医学的局限性，它目前的发展水平远远不能满足民众的健康需求。即使各种非主流医学的理论还不能得到科学的解释，其扎根于民众的长期实践效果早已深入人心，一些简便的适宜技术已经家喻户晓。这样，在现代医学尚不能解决的病痛、不能根除的疾病方面，非主流医学便可以发挥其替代或与现代医学互补的作用，因此它们被称为"替代医学"或"补充医学"。

鉴于替代/补充医学在社区的广泛应用，全科医生应该、也必须了解其在当地的主要类型、特点和疗效，以便能够顺应社区文化和群众的健康信念，得心应手地解除患者的疾苦，并有助于丰富充实全科医学的理论。同时应该看到，替代/补充医学毕竟不是建立在现代实验科学的基础之上的，其操作者往往缺乏现代科学的系统训练，有时可能在治疗中造成对患者的伤害（如对某些老年骨质疏松患者进行按摩，若不慎可能导致骨折甚至截瘫的后果）。因此，全科医生了解、熟悉替代/补充医学的知识，并教育患者需要使用这类医疗时首先要经过全科医生的评价和转诊，则可以最大限度地避免其对患者潜在的伤害。

第三节　全科医学的基本原则与特点

在描述全科医学这一学科的基本特征时，必须先从决定这一学科性质的基本原则开始。过去并没有专门关心这些学科原则，而当人们把这些原则集中到一起时，它们确实形成了一种独特的哲学体系，一种全新的价值观和解决人类健康问题的方法论，这是全科医学这门综合性学科的重要贡献之一。但是全科医学包括哪些基本原则并没有完全定论。总结这些基本原则与特点是为了使全科医学知识、技能的学习更有效。因此，本章所抽象出的全科医学基本原则与特点是该学科的重点，并不涵盖其全部内容。对于 21 世纪的医生来说，不管是否从事全科医学专业，对这些基本原则与特点的理解都是必需的，它不仅有助其他各科医生与全科医生的联系，更有助于全科医学未来的发展。

一、全科医学的基本原则

2009 年 3 月 17 日公布的《中共中央、国务院关于深化医药卫生体制改革的意见》的新医改方案与 2011 年 7 月 1 日出台的《国务院关于建立全科医生制度的指导意见》提出："建立适合我国国情的全科医生制度，有利于优化医疗卫生资源配置、形成基础医疗卫生机构与城市医院合理分工的诊疗模式，有利于为群众提供连续协调、方便可及的基本医疗卫生服务。"这不仅充分体现了全科医学的根本原则，也明确了全科医生是人民群众健康的"守门人"。

基本原则是"守门"的基础，是全科医学学科的总纲，是全科医疗行业的准则，是全科医生应该"怎么做"，如何做好"健康守门人"的指导原则。

（一）科学、技术与人文相统一

全科医生是为某个人群提供可及性、连续性、综合性、协调性的医疗保健服务，而不是以性别、疾病或器官系统来分科。因此，全科医生应在以下"六大领域"中掌握与实践基本原则："患者就诊的原因是什么？我正认真倾听患者试图告诉我的事情吗？疾患对患者的意义是什么？疾患对家庭的影响是什么？为这个人的疾患提供合适范围的服务是什么？可以利用什么资源来帮助处理这种疾患？"由此可见，全科医生提供服务的范围十分广泛，要求其在所服务群体的常见问题方面始终掌握最先进的临床知识与技能；同时对患者及其家庭始终扮演一种支持的角色，这也决定了全科医学服务必须是"人文"的。全科医学是面向患者、家庭与社区，整合临床医学、预防医学、康复医学以及人文社会科学的相关知识技能于一体的新型临床二级学科，是诊断、治疗和预防疾病、恢复、维护和增进健康的科学和技艺，其内容包含科学性、技术性和人文性。从科学技术层面而言，科学性在于医学奠基在物理、生理、病理、药理等基本原理的科学基础上；技术性在于它必须通过操作才能实现维护健康的目的，所以，除临床医学专业技术外，全科医学的技术性还体现在健康教育与促进的方法与技术、人群健康管理与资源管理的技术、团队协作管理的技术等诸多方面。人文性在于医学照顾是以人的生理与心理暂时性缺欠为对象，因此，处于此种特殊情景中的人需要特别的关怀，对人的生理与心理的关怀体现出全科医学以人的健康为本的目的。

全科医学处理的多数是早期的、未分化的、自限的和更多心理、社会层面的疾病，也包括康复期的和需要终身医学照顾的疾病。"以人为本"的人文精神是全科医学的精髓，全科医学服务超越了"治病救人"的概念，不仅包括临床医疗，还包括预防、保健、健康教育、康复等，不仅照顾患者，还惠及家庭，造福社区，体现了对人的关注，对生命的珍惜，对家庭、社会和谐的促进。全科医生在治疗某一患者时，除充分应用最佳临床证据外，还应结合现有医疗资源，并在全面考虑患者的具体情况及其意愿的基础上，根据自己的知识和经验、制订合理的诊疗方案，以充分满足患者的治疗需要与心理需求。所以，全科医学坚持科学、技术、人文的统一，使其具有区别于其他临床学科的鲜明特色。

（二）以生物-心理-社会医学模式为基础

在医疗模式上，全科医学更注重从生物-心理-社会三个方面改善和提高人的健康。全科医学所持有的整体论、系统论思维，突破了传统的专科医学对待疾病的狭窄的还原论方法，强调把患者看作社会和自然大系统中的一部分，从生理、心理、社会和文化等因素来观察、认识和处理健康问题。例如，当管理一位糖尿病患者时，医生不仅要处理高血糖这一病理问题，还要把患者看成一个有家庭、职业、社会责任以及各种困惑情绪、持有特定健康信念的人；处理中不仅要给予适当的降糖药物并让其控制饮食，还必须考虑食物结构的改变对患者和家庭可能造成的冲击、治疗的价格能否被接受、是否知道有并发症或存在恐惧心理、是否了解遗传的危害等，特别要注意其健康信念是否有利于接受必需的生活方式改变和情绪控制，以及其家庭功能是否有利于该病的康复，是否需要就上述问题进行协调与干预，制订并实施干预计划是否需要动用家庭资源和其他社区卫生服务资源等。此外，由于基础医疗中所面临的精神问题和身心疾患日益增多，全科医生经常使用各种生活压力量表来检查和评价患者的心理社会问题，并全面了解其在家庭和社会方面可能获得的支持力量，从整体上给予协调照顾。因此可以说，生物-心理-社会医学模式不仅是全科医学的理论基础，也已经成为全科医生诊治患者的一套必需的、自然的程序。生物-心理-社会医学模式的整体观要求在全科医学与全科医疗服务中体现得最为全面与彻底。

（三）个人-家庭-社区一体化

在服务范围方面，全科医学更注重从个人-家庭-社区三个方面调整相互关系和整合维护健康的资源。每个人的健康和疾病都与其社会背景、社区文化和家庭因素相关，因此世界卫生组织指出："健康是从个人、家庭和社区开始的。"全科医疗不仅面向每个前来就诊的个体患者，也必须考虑其背后的群体对象，即家庭、社区与个人之间的互动关系。全科医学明确以患者为中心、以家庭为单位、以社区为范围作为自己的服务导向。

（1）全科医学把以患者为中心的健康照顾作为基本原则，至少应包括以下四方面的含义：一是全科医生必须具有尊重生命、珍爱生命、敬畏生命的人道主义精神，首先要把患者看成一个人，而不是需要修理的机器，不是一组化验结果的异常，也不是一个疾病概念；患者是与医务人员完全平等的人，是与医务人员一样有感情、有思想、有需求的人，需要沟通、理解、尊重和帮助。二是全科医生必须确立人的整体观，而不是把人分割成躯体、心理、社会和道德或器官和系统，交给不同的人员去负责"修理"，每个人都有独特的生活背景、生活目的、人生发展计划、生活依靠和生活意义，这些因素都与个人的健康密切相关。三是全科医生必须懂得人既有共性又有个性，医生从书本上学的知识都是关于疾病的共性和规律，而当医生面对一个具体的患者时，不仅要了解患者的共性，更要了解患者的个性。世界上没有完全相同的两个人，疾病是人的疾病，因此，也就不会有两个患者的疾病会完全一样。如果医生为 100 位感冒患者开出 100 张相同的处方，那就等于完全忽视了患者的个体化倾向。医生应该看什么患者说什么话，开什么处方，这样才能让患者满意，才能保证治疗的有效性。四是全科医生必须善于调动和发挥患者的主观能动性，通过健康教育，使患者为自己的健康负责，主动改变不良的生活习惯、生活境遇和行为方式，应该从"授之以鱼"转向"授之以渔"。

（2）家庭是全科医生的服务对象，又是其诊疗工作的重要场所和可利用的有效资源。全科医学把以家庭为单位的健康照顾作为基本原则，不仅明显有别于其他临床学科，更重要的是将健康照顾的内容与资源利用扩大到社会的每个"细胞"——家庭。全科医学吸收了社会学关于家庭的理论和方法，发展了一整套家庭医疗的理论体系和实践技能。概括说来，"以家庭为单位的照顾"主要涉及三个方面的内容：第一，个人与其家庭成员之间存在着相互作用，家庭的结构与功能会直接或间接影响家庭成员的健康，亦可受家庭成员健康或疾病状况的影响。以家庭为单位的核心含义是指在家庭的背景上来评价个人的健康问题，把家庭作为影响个人健康的重要因素，作为患者最重要的生活背景和生活关系，深入分析个人与家庭之间的相互影响和相互作用。不了解家庭对个人健康的影响，就可能无法找到真正的原因、真正的问题和真正的患者。所以，全科医生一定要在问诊时了解患者的家庭情况，探讨家庭对个人的影响。第二，家庭生活周期理论是家庭医学观念最基本的构架，家庭生活周期的不同阶段存在不同的重要事件和压力，若处理不当而产生危机，可能在家庭成员中产生相应的特定健康问题，对家庭成员造成健康损害。因此，全科医生要善于了解并评价家庭结构、功能与周期，发现其中可能影响家庭成员健康的潜在威胁，并通过适当的咨询干预使之及时化解，改善其家庭功能。还要善于动员家庭资源，协助对疾病的诊断、治疗、康复与长期管理。第三，以家庭为单位的照顾原则，为全科医生提供了有力的武器。通过家庭调查，既有助于发现患者有意义的病史和真正的病因，又可以改善患者的遵医嘱行为；有时还能发现就诊者以外真正的患者——往往真正的患者并非是前来就诊者，而是家庭其他成员甚至整个家庭。例如，某中年妇女神经性腹泻久治不愈，其根源在于对儿子辍学与不务正业的担忧；某学龄儿童患遗尿症，病因是在父母离异后其对母爱的企盼。这类发现和相应的适当干预（如家庭咨询与治疗）效果显著，可以大大增加群众对全科医生的信任度。

（3）全科医学把以社区为范围的健康照顾作为基本原则，有三个明显特征：第一，有利于消除健康隐患，营造良好的社区健康环境。人与生存环境密不可分，机体随时进行空气、物质、能量、信息的交换。社区是以人、社会群体为细胞单元的有机体，与人一样，同样会有健康问题，因此，以社区为范围的健康照顾，通过对影响人群健康的社区因素进行分析、诊断、管理，将有助于提升社区的整体保健和健康水平。全科医生要掌握社区的天时、地利、人和，善于同社区居民交朋友，成为改善社区健康环境的倡导者和社区居民的健康代理人。第二，有利于充分利用社区资源，为社区民众提供综合性的服务。社区的概念体现于地域和人群，即以一定的地域为基础、以该人群的卫生需要/需求为导向。因全科医生立足于社区，对社区的形成、发展变化；对社区的经济、政治、文化、社会生态；对社区居民的生活方式、行为习惯、需要/需求；对社区疾病的流行状况及可利用资源都了如指掌，对调整各类关系，整合力量十分有利，便于为社区居民提供满意的服务。第三，有利于提高基础医疗的针对性和全科医疗的整体水平。以社区为导向的基础医疗（COPC）将全科医疗中个体和群体健康照顾紧密结合、互相促进。全科医生在诊疗服务中，既可利用其对社区背景的熟悉去把握个别患者的相关问题，又可对个体患者身上反映出来的群体问题具有足够的敏感性。例如，某全科医生在社区诊所半天的门诊中，非经预约而接诊了18名高血压患者，就不应视之为正常现象。因为从概率上讲，在其社区诊所负责照顾的一个数千人的群体中，高血压患者在半天内的就诊频率不该如此之高。除按照高血压技术指南对每名患者进行妥善处置以外，这个现象还提示全科医生应在事后追踪这些患者的来龙去脉，了解其所属单位、团体或住宅区域可能发生的重大生活事件，评估其对高血压患者的负面影响并运用流行病学等相关学科理论提出合理的社区干预计划。

（四）预防-医疗-康复整体性

在服务内容与机制上，全科医学更注重从预防-医疗-康复等方面建立完整的健康照顾内容与机制。这一原则表明：第一，从服务内容上讲，全科医学是以医疗为核心，担负集医疗、预防、保健、康复、健康教育、计划生育技术指导等为一体的全方位的卫生服务。全科医学是一个面向社区与家庭，整合临床医学、预防医学、康复医学及相关人文社会科学于一体的新型医学专科。第二，从服务机制上讲，全科医学强调以人为中心、以家庭为单位、以社区为范围，建立以整体健康的维护与促进为方向的长期负责式照顾机制，并在工作中将预防、医疗、康复与健康促进有机结合，将个体保健和群体保健融为一体。这种照顾不仅与传统的"以疾病为中心"的单纯生物医学模式形成了鲜明的对照，而且特别体现了以社区为基础的全科医疗服务与以医院为基础的专科医疗服务在功能上有着很大的区别。第三，从协调性上讲，全科医学服务实现了医疗、预防、保健、康复一体化。对于一名患者来说，医疗、预防、保健和康复服务都是需要的，全科医生可以整合相关资源，满足患者的各方面需求。但必须指出，这些服务不是靠全科医生一个人提供，全科医生不是全能医生，而只是一个全面负责者和协调者。社区卫生服务机构要建立预防、医疗、保健、康复等资源的开发、利用、协调机制，全面满足社区居民的需要。

二、全科医学的基本特点

本节是从全科医学职业价值的角度说明了这些内容的形成基础，将全科医学理念与实际工作相匹配，并对全科医生的工作性质、内容、范围、要求做了全面的介绍。本书的其余部分都由这些内容所支撑，阅读这些内容有助于全科医生在基层保健服务中持续性提升质量，成为优秀的全科医生。

（一）基础性照顾

与二级、三级医院的功能相比较，全科医学的基础性照顾主要表现在基础医疗保健上，包含以下六个方面的功能：疾病的首次医学诊断与治疗；心理诊断与治疗；为具有各种不同背景、处于不同疾病阶段的患者提供个体化的支持；交流有关诊断、治疗、预防和预后的信息；为慢性病患者提供连续性照顾；通过筛查、教育、咨询和预防性治疗来预防疾病及功能丧失。

供职于基础医疗的医生包括全科（家庭）医生、内科医生、儿科医生、外科医生、妇产科医生、眼科医生、泌尿科医生、精神科医生等，他们组成基础医疗服务团队向居民提供全方位的服务，但不同专业的医生在第一线的服务范围和工作量有明显的差异。由于家庭医学专业训练比其他专科更加适合基层的综合、连续、协调等特性，全科医生便成为基础医疗保健中最受群众欢迎、利用最多的临床医生。

全科（家庭）医疗是一种以门诊为主体的第一线医疗照顾，即公众为其健康问题寻求卫生服务时最先接触、最经常利用的医疗保健部门的专业服务，也称为首诊服务。若将基础医疗视为整个医疗保健体系的门户和基础部分，全科医生就是这个门户的"守门人"。当他第一次与患者接触时，就承担起使患者方便而有效地进入医疗系统的责任（包括对少数患者的适时转诊）；同时，还要通过家访和社区调查，关心没有就医的患者及健康居民的需要与需求。所以，全科医疗能够以相对简便、便宜而有效的手段解决社区居民80%左右的健康问题，并根据需要安排患者及时进入其他级别或类别的医疗保健服务。正因为如此，全科医疗得以成为世界上大多数国家医疗保健和医疗保险这两种体系的基础，它使人们在追求改善全民健康状况的同时，能够提高医疗保健资源利用的成本效益。

（二）人性化照顾

全科医疗重视人胜于重视疾病，它将患者看作有个性、有感情的人，而不仅是疾病的载体；其照顾目标不仅是要寻找有病的器官，更重要的是维护服务对象的整体健康。为达到这一目标，在全科医疗服务中，医生必须视服务对象为重要合作伙伴，从"整体人"生活质量的角度全面考虑其生理、心理、社会需求并加以解决；以人性化的服务调动患者的主动性，使之积极参与健康维护和疾病控制的过程，从而达到良好的服务效果。

因此，医患之间必须建立亲密的关系，全科医生应能"移情"，即从患者的观点来看待他们的问题。这种照顾忌讳千篇一律的公式化处理问题方式，要求医生从各方面充分了解自己的患者，熟悉其生活、工作、社会背景和个性类型，以便提供适当的服务，如不同的、有针对性的预防和治疗建议。同样是患高血压病，患者对疾病的担忧程度就可能很不相同，对医疗服务的需求也会有所差异——如对某人应该耐心解释、释其疑团；对某人应具体指导、改其偏执；对第三个人则应多次提醒、让其重视等。专科医生在临床上多采用常规的、非个体化的诊断和治疗标准进行工作，但对全科医生来说，除提供常规的生物医学诊治措施之外，由于其负有长期照顾患者健康的责任，这种照顾只有做到个体化、人性化，才能为患者所接受，并显示良好的效果。

（三）可及性照顾

全科医疗是可及的、方便的基础医疗照顾，它对其服务对象应体现出地理上的接近、使用上的方便、关系上的亲切、结果上的有效，以及价格上的便宜（合理）等一系列特点。任何地区建立全科医疗试点时，应在地点、服务内容、服务时间、服务质量、人员结构素质以及服务价格与收费方式等方面考虑当地民众的可及性，使绝大部分民众，特别是基层百姓感受到这种服务是属于便利、可承受并值得充分购买利用的服务。事实上，由于医患双方的亲近与熟悉，全科医生在诊疗中可以大大减少不必要的化验与辅助检查，从而获得比一般专科医疗更好的成本效益。

全科医生的"守门人"角色赋予他们一项特殊任务：为医疗保险也为患者节省经费。有两种做法可以实现这个目标，即预防疾病和杜绝浪费。

预防疾病，特别是预防慢性病及其并发症，这是全科医生的主要任务之一。每年从预防人手可以节省一个固定人群的多少住院经费及药费，这是可以计算出来的。我国一些较早开展全科医疗的试点单位，用自身对照或设置对照组的方式，进行了单病种（如高血压或糖尿病）、个人及家庭或处方值的花费比较，在半年至 1 年内即得出有意义的结论。在人群中普及基本医疗保险的条件下，这方面的研究结果对于任何社区卫生服务机构或医生的生存发展，将具有巨大的意义。

杜绝浪费，意味着减少不必要的检查、治疗或用药。在临床诊疗的过程中，全科医生通常在一定的范围内建立诊断假设。采用临床流行病学方法固然主要是为使诊断能够更准确与迅速地接近事实，提高医疗安全系数，但也需从卫生经济学角度进行考虑。在每一次诊断中缩小假设清单，减少不必要的实验检查和试验性治疗，可以节省大量医疗花费。为此，国外医疗保险机构都强调实验检查的"阳性率"，有些国家甚至要求阳性率达到 80%（即所有的实验检查结果中，阳性结果要达到 80%），否则开检查单者就不是合格的"守门人"。为此，全科医生必须具备必要的流行病学知识，熟悉患者的社区、家庭背景，了解临床常用检验项目的灵敏度和特异度等数值，熟练运用物理检查手段，强化临床思维能力训练，才能切实提高应诊服务水平，适应医疗保险和广大群众在基础医疗成本——效果效益方面日益增高的要求。

全科医生作为社区的一员，了解自己所在社区的优势和缺陷，哪些工厂效益不好或已经关闭，哪些地方常住有人口流动，哪些家庭有老人或幼儿需要照顾问题，当地的青少年热衷于什么体育活动等。而居民对自己的医生也同样熟悉和亲切，并乐意为之提供新的信息。这种相互了解对全科医生服务于社区造成了极大的便利：全科医生永远向患者敞开大门，他对患者的任何医疗保健需求都能做出恰当的应答。这意味着居民在任何需要医疗照顾之时都能够及时得到全科医生的服务，包括方便可靠的基本医疗设施、固定的医疗关系、有效率的预约系统、下班后和节假日的服务，还有地理接近、病情熟悉、心理亲密，以及经济上的可接受等。国外经验表明，全科医生周到全面的照顾，可以满足居民 80% 以上的卫生需求，因此，全科医疗的普及可改变基层群众盲目就医的状况，又可改变"看病难，看病贵"的状况。

（四）持续性照顾

全科医疗是从生到死（简而言之，是从生前到死后）的全过程服务，其持续性可包括以下几个方面：①人生的各个阶段，从婚育咨询开始，经过孕期、产期、新生儿期、婴幼儿期、少儿期、青春期、中年期、老年期直至濒死期，都可覆盖在全科医疗服务之下；当患者去世后，全科医生还要考虑其家属居丧期的健康，乃至某些遗传危险因素和疾病的持续性监测问题；②健康-疾病-康复的各个阶段，全科医疗对其服务对象负有一级、二级、三级预防的责任，从健康促进、危险因素的监控，到疾病的早、中、晚各期的长期管理；③无论何时何地，包括服务对象出差或旅游期间甚至住院或会诊期间，全科医生对其都负有持续性责任，要根据患者的需要，事先或随时提供服务。这种持续性照顾使全科医生可以利用时间作为诊断工具，以鉴别严重疾病和一般问题；同时由于其诊断和治疗能获得持续的反馈，使全科医生可以谨慎地、批判性地应用现代医学的成果。

根据澳大利亚皇家全科医学会 1981 年出版的指导文件《全科/家庭医疗的范围》，全科/家庭医师应该具备有关社区健康问题的发病率/患病率、自然史、病原及预防、早期保护和全面管理的知识。特别强调那些在社区中经常发生的问题，严重的、危及生命的问题，那些可干预的问题以及导致慢性残疾的问题。

由于持续性服务是全科医疗区别于专科医疗的一个十分重要的特征，而我国医生对此较为陌生，因此需要通过一些特定途径来实现这种服务，包括建立家庭保健合同，以此固定医患双方的相对长期关系；建立预约就诊制度，保证患者就诊时能见到自己的全科医生；建立慢性病的随访制度，使任何一个慢性病患者可获得规范化的管理而不致失控；建立急诊或 24 小时电话值班制度，使全科医疗对患者的"首诊"得到保证；建立完整的健康档案（全科医疗病历），使每个服务对象的健康-疾病资料获得完整准确的记录和充分利用。

（五）综合性照顾

患者需要的服务是医院各专科服务的简单相加吗？或是躯体、精神、社会各方面服务人员分别提供的服务的简单相加吗？一位多器官、系统损害的慢性病患者到医院看病可能会去好几个专科，每个专科的医生都做出本专科的诊断，开出解决局部问题的处方，到底谁为患者这个整体及其问题负责呢？谁能考虑到各器官、系统之间的有机联系呢？所有专科的医生都可能对患者说："你的问题不在我这个专科范围之内。"如果患者的问题是跨专科或介于各专科之间的，恐怕哪个专科也无法为患者全面地负责。单纯由专科医生提供片段的、暂时的、局部的专科化服务不仅无法取得理想的效果，而且可能无法保证医疗的安全。全科医疗服务必须整合临床各专科的基本服务。

如果让患者到专科医生那里去解决躯体方面的问题，到心理医生那里去解决心理方面的问题，那么，由谁来考虑心理、社会问题与躯体健康问题之间的联系呢？不管什么健康问题都可能涉及生物、心理、社会等各方面因素，不能割裂，而必须整合在一起进行分析、解决。全科医疗服务必须兼顾生物、心理、社会等诸方面的因素。

无疑，患者需要的服务是整体性服务，即需要医生把患者看成一个不可分割的整体，了解患者躯体的、心理的和社会的各种情况、背景或相互之间的关系，在了解患者的基础上，全面评价患者的健康状况，厘清健康问题的来龙去脉，协调利用各种专科资源、社区资源和社会资源，帮助患者全面、有效地解决与健康相关的问题，维护患者的健康，充分满足患者的需要。患者先到全科医生这里首诊，必要时由全科医生将其转诊到专科医生那里接受服务，但全科医生始终对患者的健康负责。

因此，"综合性照顾"这一特征是全科医学"全方位"或"立体性"服务的体现，即就服务对象而言，不分年龄、性别和疾患类型；就服务内容而言，包括医疗、预防、康复和健康促进；就服务层面而言，涉及生理、心理和社会文化各个方面；就服务范围而言，涵盖个人、家庭与社区，要照顾社区中所有的单位、家庭与个人，无论其种族、社会文化背景、经济情况和居住环境等方面有何不同；就服务手段而言，可利用一切对服务对象有利的方式与工具，包括现代医学、传统医学或替代医学，因此又被称为一体化服务。

全科医疗的服务项目，在诊疗方面包括一般的内科、儿科、妇产科、门诊外科、皮肤科、眼科、五官科、骨科、精神科常见问题，以及老年病、慢性病、环境及职业病的防治；在预防保健方面包括婚前检查、计划生育指导和优生咨询、妇幼保健、计划免疫、职业体检、周期性健康检查；还有心理咨询、医学咨询、健康教育、家庭医疗护理等。根据患者需要，可提供现代和传统医学的各种有效手段，例如，我国的中医药学等。

（六）协调性照顾

美国国家科学院医学研究所 1996 年关于基层保健的报告指出："当患者的保健得到很好协调时，反映出的是一种适宜的服务范围、合适的照顾程度和有效的照顾花费。协调性照顾可以降低不必要的检查和治疗的危险度。而且，因为协调性照顾总能减少一些检查和治疗过程的数量，所以总的来看，就能降低照顾费用。"

协调性照顾指的是针对每一个患者的要求而进行的调整、组合保健服务的过程。协调性照顾需要关注患者健康照顾需求的所有方面，包括协调提供预防性服务和健康监护、及时地提供健康促进和对患者的宣传教育。协调性照顾需要全科医生同社区中的患者保持联系，明确他们的卫生需求，并为这些需求提供服务等。它包括在诊所提供照顾时，建立系统以减少所计划照顾内容遗漏的可能。全科医生必须协调好医院照顾和家庭照顾，同时，需要处理好患者专科照顾的要求（包括慢性病和精神疾病的照顾）。另外，协调性照顾包括建立、组织和领导一个健康照顾团队对社区中的患者提供学科之间的和多学科的照顾。

为实现对服务对象的全方位、全过程服务，全科医生应成为协调人，成为动员各级各类资源服务于患者及其家庭的枢纽。掌握各级各类专科医疗的信息和转会诊专家的名单，需要时可为患者提供"无缝式"的转、会诊服务；了解社区的健康资源，如健康促进协会、志愿者队伍、托幼托老机构、营养食堂、护工队伍等，必要时可为患者联系有效的社区支持；熟悉患者及其家庭，对家庭资源的把握与利用更是全科医生不可缺少的基本技能。上述各种健康资源的协调和利用使全科医生可以胜任其服务对象的"健康代理人"角色。一旦患者需要，全科医生将调动医疗保健体系和社会力量，为患者提供医疗、护理、精神、社会等多方面的援助。

如果某全科医生有 3 名消化性溃疡患者，其中一人可能适合服药，另一人需要进行精神治疗，第三个人则可能有手术适应指征，那么医生就要根据患者的整体情况做出判断，及时恰当地向患者提出处理建议并做出妥善安排，使之各得其所。此时，全科医生的协调

23

作用将十分突出，应通过会诊、转诊和会谈等协调措施，与消化科、外科、精神科等专科医生和患者家庭等积极合作，共同解决患者的问题，从而确保其获得恰当、有效和高质量的医疗服务。

三、全科医生工作的基本特征

全科医生是人民群众健康的"守门人"，为社区家庭每个成员提供连续性和综合性的医疗照顾、健康维持和预防服务，其工作特征主要体现在以预防为导向，树立预防医学观念；以团队合作为基础，提供全面的、立体网络式健康照顾；以"五星级医生"为目标，使人人能享有优质的初级卫生保健服务。

（一）以预防为导向

当今的许多疾病是非传染性的，大多可以预防，却极少能治愈，这对生物医学的特异性治疗来说是一种严峻的挑战。对于慢性病来说，预防的价值已远远超过非特异性治疗的价值，而由于卫生经济学等方面的原因，各国政府也不得不对慢性病预防的价值刮目相看，预防医学的观念发生了根本的转变。并且，公众已开始主动要求维护健康、追求长寿，预防保健服务已成为公众关心的热点。而大医院里的专科医生每天要接待大量门诊患者，分给每个患者的时间可能只有几分钟，以致难以提供理想的预防保健服务；另外，专科医生使用的病史记录仍以疾病的诊断和治疗为中心，不利于提供有计划的预防保健服务。再加上专科医生缺乏足够的预防医学知识和技能，不具备提供综合性预防的能力。全科医生是这一转变的最重要体现者，他们立足于社区，在为社区全体居民提供连续性、综合性、协调性和个体化的预防保健服务方面具有许多独特的优势，并树立了崭新的预防医学观念，掌握了临床预防医学的方法、组织工具和服务模式，在以提高全民健康水平为目标的健康保险体系中扮演"最佳守门员"的角色。

全科医生采用以预防为导向的服务模式，包括以下几个方面。

（1）把个人及其家庭的每一次接触都看成提供预防保健服务的良机。例如，一位48岁的男性感冒患者到全科医生的诊所看病，全科医生不仅就感冒的病因、发病特点、病程、用药注意事项以及预防等方面对患者进行教育，而且为这位患者测量了血压，结果发现患者的血压已处于临界状态。为此，全科医生对患者进行预防高血压病方面的教育，并为患者建立了定期测量血压的制度和周期性健康检查表。一般来说，患者就诊时，除处理现患疾病外，全科医生应该为患者做一次全面的健康状况与危险因素评价，据此制订一个规划性的预防医学计划，设计一张周期性健康检查表。全科医生在其他场合接触个人及其家庭时，要注意患者或家庭成员因机会性就医而提供的微小症状，以便及时发现问题。

（2）把预防保健服务看成日常医疗实践活动的一个重要组成部分。对于任何年龄、性别和疾病类型的患者，全科医生的服务计划中都应该包括详细的顺延性和规划性预防医学计划。

（3）采用以预防为导向的病史记录和健康档案：这是全科医生有计划地为个人、家庭和社区提供预防服务的组织工具，一般包括以下四个部分：①疾病预防计划：针对就诊的患者及其现患的疾病，制订相应的疾病预防计划，每一次门诊病史记录中均应包括这个计划；②周期性健康检查表：有固定的格式，根据个人的年龄、性别、职业、健康危险因素等特征来选择预防医学项目；③根据家庭的基本情况、生活周期、资源状况、功能状况等资料，为家庭制订周期性健康维护计划，一般在家访时执行；④建立针对人群的预防医学档案，一般根据具体的预防服务项目来设计。例如：社区人群的免疫接种档案，全科医生先列出社区中应该接受某种免疫接种的人员名单，计划好时间、地点、参与人员、组织方法和操作程序，实施后再检查接种率，列出漏种的人员名单，并进行补种。类似的项目还有孕妇、产妇、新生儿等预防保健项目。

（4）个人预防和群体预防相结合：当全科医生在为个人及其家庭提供服务时发现某问题在社区中广泛存在或某种疾病在社区中有流行倾向时，便不再停留于个人及其家庭的预防上，而是利用社区内外的各种资源，大力开展社区预防，我们把这种社区预防称为顺延性的社区预防。全科医生还必须在进行社区诊断的基础上，制订和实施社区规划性的预防医学计划，主动维护和促进社区的健康。

（5）全科医生提供连续性、综合性、协调性、个体化的预防服务。

（6）把医疗服务的目标直接指向提高全体居民的健康水平：在慢性病盛行的年代，由于慢性病的病因和发病机制均十分复杂，个体差异很大，而且与心理、行为和社会等因素密切相关，预防医学的主要任务将逐渐从以群体预防为主转向个体与群体预防相结合，从生物学预防扩大到心理、行为和社会预防，从独立的预防服务转向防治结合或防、治、保健、康复一体化的综合性预防，从以公共卫生人员为主体的预防转向以医生为主体的预防；预防疾病的责任也从以政府、社会为主转向以个人的责任为主，并从被动预防转向主动预防。预防医学的这一重大转折就是我们通常所说的第二次卫生革命，预防医学的任务从以急性传染病的群体预防为主转向以慢性病的个体预防为主，以医生为主体的、防治相结合的临床预防医学便应运而生。

全科医疗对个人、家庭和社区健康的整体负责与全程控制，必然导致"预防为主"思想的真正落实即在人健康时、由健康向疾病转化过程中以及疾病发生早期（无症状时）就主动提供关注，其服务对象除患者之外，还包括高危人群与健康人群（从社会学角度皆可称之为患者）。这也是它有别于一般临床医疗的最突出特点之一。全科医疗强调的"生命周期保健"，即根据服务对象生命周期的不同阶段中可能存在的危险因素和健康问题，提供一级、二级、三级预防。全科医生从事的预防多属于"临床预防"，即在其日常临床诊疗活动中对个体患者及其家庭提供随时随地的个体化预防照顾；同时，各国政府还根据其需要与可能，由全科医生及其团队向公众提供规范性的周期性健康检查。

把从健康到疾病的过程描述为浮在海中的冰山，作为专科医疗的三级医疗和部分二级医疗往往只针对露出水面较高的部分，此时健康问题已高度分化，症状和体征比较典型，治疗较困难，预后也较差，而花费则很高；全科医生承担的基础医疗和部分二级医疗服务则更注重"水下作业"，即在无病时期、疾病的未分化期和临床早期做好预防工作，包括：①提供一级预防服务：如计划免疫和各种健康促进手段；②提供二级预防服务：疾病筛检，或个案发现早期诊断症状不典型者，并进行早期治疗；③提供三级预防服务：防治并发症或进行康复训练等，使患者早日回归社会或带病正常生活。

预防性服务在全科医疗中占有相当大的比重，这不仅表现为许多就诊患者是专为免疫注射、健康咨询和健康检查而来，更表现为医生应诊时的做法。Mc Whinney 指出，全科医生对由于不同原因来就诊的患者，应主动评价其各种健康危险因素并加以处置，将预防措施看作日常诊疗中应执行的程序，即所谓"预防性照顾"。它意味着全科医生利用每次与患者接触的机会，不论其就医目的是什么，都应同时考虑这些人可能还有什么健康问题需要预防。例如，对看感冒的老人可同时注意其是否患有高血压，对因患高血压而就诊的出租汽车司机可顺便询问其有无胃痛等。要进行这类服务，家庭医师必须熟悉本社区的主要健康问题、各种疾病高危人群的监测和干预；同时需要建立完整准确的健康档案。

（二）以团队合作为基础

在全科医疗发展初期，全科医生以个人开业的方式为社区居民服务。随着实践的发展，民众的健康需求发生了重大变化，全科医生个人的力量是有限的，不可能解决所有的健康问题，从而逐步走上团队合作的道路。全科医生应该将自己作为社区卫生工作网络及卫生保健组织体系中的一个重要组成部分，通过与他人协调配合，逐渐形成卓有成效的综合性工作团队，成为个人及其家庭所需要的所有医疗保健服务的协调者。要提供协调性的医疗保健服务，首先，必须在全科医生间开展相互合作，要在全科医学的背景上发展专科特长，取长补短。其次，要学会适当地利用专科会诊和转诊，充分发挥三级医疗预防保健网的作用，建立首诊、转诊制度和转诊关系，合理利用有限的卫生资源。最后，要善于发掘、组织和利用社区内外一切可以利用的医疗和非医疗资源，参与提供全面的社区卫生服务。强调团队合作，不仅需要树立集体和整体观念，而且需要掌握娴熟的人际交往艺术，只有通过团队合作，才能充分满足社区居民及其家庭对卫生服务的需求。

全科医疗团队以全科医生为核心，有大批辅助人员配合，一起为服务对象提供立体网络式健康照顾。在基础医疗本身，存在着门诊团队、社区团队、医疗——社会团队及康复团队等，由社区护士、公共卫生医生、康复医生、营养医生、心理医生、口腔医生、其他专科医生（如外科、骨科、儿科等）、中医医生、理疗师、接诊员、社会工作者、护工人员等与全科医生协同工作。以便改善个体与群体健康状况和生命质量。这些人员可以受聘于不同的机构，为了社区卫生服务中的共同目标而团结协作。

在上述团队成员中，社区护士和社会工作者起着特殊而重要的作用。社区护士是全科医生完成社区家庭医疗工作的主要助手,其主要任务是在社区、家庭环境中进行生物-心理-社会环境全方位的患者护理工作,以及相关疾病的健康教育和生活方式指导等。他们主要的服务对象是需要在社区接受长期管理的慢性患者(如糖尿病)、老年患者、出院患者及残疾人等,服务内容包括家庭访视、家庭护理、患者小组活动指导、患者教育等。在对老年患者的家庭访视中,社区护士常规地评价其一般健康和疾病状况、目前面临的主要健康问题、用药情况、心理状况、营养状况、家庭环境安全等各方面的问题,提供全面而有针对性的个别指导和咨询;这种工作性质使得他们深入家庭的时间往往大大超过全科医生。

社会工作者(又称"社工")是国外普遍存在的一种社会职业,从事此类职业的人员必须取得正式的学历教育(往往需要取得"社工"硕士学位),然后才可到社会服务机构(如社区管理机构、医院、社区服务中心、各种社会团体等)工作。他们积极参与社区卫生服务,运用社会学、人类学、管理学等多方面的知识和技能,协助全科医生进行社区诊断和干预;他们娴熟于对个体患者的社会学评价和干预,参与困难病例讨论和管理是他们的日常工作。各种与健康和疾病相关的心理、社会问题都在社工的管理职责范围内,如人际关系协调、心理问题协调、助老助残、扶贫、劳动保护、卫生资源协调利用、社会及社区环境保护等。由此可见,由于社区护士和社工的参与,才使全科医疗的全方位、全过程卫生服务成为现实。我国目前缺乏这两种重要的团队成员,这个问题的存在直接影响了社区卫生服务的范围、内容与质量,也不利于全科医生核心作用的发挥;因此必须在较短时间内设法解决这个问题。

在基础医疗与各级各类医疗保健网络之间,存在着双向转诊和继续医学教育的团队合作关系。

概言之,可以用"四维模式"来表达全科/家庭医疗的特征:从正面看,它涉及了生物、心理、社会三个维度,形成了一个三角形;从侧面看,它还有一个时间维度,即从生到死、从健康到疾病再到康复这些不可逆的时间尺度,从而形成了一个立体柱状空间模式。其中在疾病形成以后一段时间内,沿生物医学角度形成的一个小区域,即为专科导向的医疗服务,而其余大范围的立体空间则为全科医疗广阔的活动天地。我国原来不同级别的医疗机构基本上以生物医学为导向，在疾病形成后提供服务，范围狭窄，故在某些医疗机构显得"资源过剩""人浮于事"；但若将眼界放宽到这个四维空间，可发现民众的许多健康需求尚未得到满足，大量新型服务项目和资源尚待开发。体现了这种"四维模式"，并且具有人性化、综合性、持续性、协调性、可及性特点的全科医疗，其优质而高效的基础卫生服务，无疑能够让社区民众欣然接受。

（三）以"五星级医生"为目标

世界卫生组织（WHO）卫生人力开发司教育处处长 Boelen 博士在 1992 年《医学教育改革：需要采取全球行动》一文中率先提出"五星级医生"的概念。他认为"五星级医生"应具备以下五方面的能力：

1.卫生保健提供者 即能根据患者预防、治疗和康复的总体需要，提供卫生服务。

2.医疗决策者 即能从伦理、费用与患者等多方面的情况，综合考虑和合理选择各种诊疗新技术。

3.健康教育者 即医生不只是诊疗疾病，更应承担健康教育的任务，主动、有效地增强群体的健康保护意识。

4.社区领导者 即能参与社区保健决策，平衡与协调个人、社区和社会对卫生保健的需求。

5.服务管理者 即协同卫生部门及其他社会机构开展卫生保健工作，真正做到人人享有卫生保健服务。

该概念反映了医学发展的趋势，体现了大众的需要，亦为医学教育指明了方向，目前已经被许多国家和地区接受。根据上述要求，传统的"一名医生，一名患者，开一个处方，做一台手术"的纯治疗模式，将转变为群体、保健、预防和主动参与的治疗模式，以更好地体现医学与自然学科、人文社会学科的结合，这也是对一线全科医生的要求。

五星级医生的概念一经提出，立刻受到社会的广泛关注，这可能与专科医生更多地关注疾病，而忽视患者之人性；医生与患者的接触和交流更多地被生硬的辅助检查设备代替；经济利益推动医疗行为向金钱回报靠近有关。任何人的生老病死都与医生息息相关，凡是生命遇到危机或处在最脆弱的时候，都渴望有能够负起责任、承担起使命的健康保护神。所以，对患者和群众而言，五星级医生也成为了一种理想和期待。

从五星级医生的角度看，全科医生对健康的贡献和责任应突出表现在以下方面：医生应当具有预防工作者的思维，找出威胁患者健康的因素并采取预防措施，防止那些使患者的身体功能受伤害或使患者寿命减少的情况发生；医生应当为患者和他们的家人提供治愈疾病或缓解病痛的服务，他们是解释症状的人，是对疾病做出合理诊断的人，一旦发现有病，他们能提出适宜的治疗方案；医生应当与患者和他们的家人一道解决问题；在某些情况下，要做患者的管理者，要协调各种医疗服务工作，请求其他非医疗方面的帮助，而且在患者与其他提供帮助服务的机构进行交涉时为患者说话；医生应当为患者群体的每个成员做稀缺资源的看守者或分配者，所有患者都要靠医生来保护这些资源，以便当确实需要这些资源时能够立即得到它。因此，医生不仅要做一个技术方面的专家和一个精明的维护某个特定患者的最大利益的人，而且还要做节俭甚至吝啬的公共资源保护者；医生要成为健康守护者，做观察警戒的哨兵，在监测人群健康状况、监督医疗服务中的问题和寻找导致主要疾病、痛苦、残疾、贫困和过早死亡的根源的工作中积累经验；医生要对自己工作中遇到的问题做出判断和评价，以发现存在于患者内环境中的特殊危害因素，使自己能更明智地工作。

全科医生是医生中的多面手，既继承了传统，又与时俱进，是横向信息交流的中心，所有专科知识都在这里汇集、筛选并形成独特的知识和技能体系应用于实践。无论如何，五星级医生作为公众的共同期待，医学界应当努力使之成为现实，因此，每一位全科医生应以之作为不懈的奋斗目标。

第二章　呼吸内科疾病

第一节　急性上呼吸道感染

急性上呼吸道感染是指鼻腔、咽或喉部急性炎症的概称。70%～80%由病毒引起，主要有流感病毒、副流感病毒等。细菌感染以溶血性链球菌为多见。当有受凉、淋雨、过度疲劳等诱发因素，使全身或呼吸道局部防御功能降低时，原已存在于上呼吸道或从外界侵入的病毒或细菌可迅速繁殖，引起发病。

一、诊断

（一）临床表现

1.普通感冒　俗称"伤风"，又称急性鼻炎或上呼吸道卡他，以鼻咽部卡他症状为主要表现。起病较急，初期有咽干、咽痒或烧灼感，在发病同时或数小时后，可有喷嚏、鼻塞、流清水样鼻涕，2～3d后变稠。可伴咽痛，有时由于耳咽管炎使听力减退，也可出现流泪、味觉迟钝、呼吸不畅、声嘶、少量咳嗽等。一般无发热及全身症状，或仅有低热、不适、轻度畏寒和头痛。检查可见鼻腔黏膜充血、水肿、有分泌物，咽部轻度充血。如无并发症，一般经5～7d自愈。

2.病毒性咽炎、喉炎和支气管炎　病毒性咽炎临床特征为咽部发痒和灼热感，疼痛不持久，也不突出。当有咽下疼痛时，常提示有链球菌感染。咳嗽少见。体检咽部明显充血和水肿。颌下淋巴结肿大且触痛。

急性病毒性喉炎临床特征为声嘶、讲话困难、咳嗽时疼痛，常有发热、咳嗽，体检可见喉部水肿、充血，局部淋巴结轻度肿大和触痛，可闻及喘息声。

急性病毒性支气管炎临床表现为咳嗽、无痰或痰呈黏液性，伴有发热和乏力。其他症状常有声嘶、非胸膜性胸骨下疼痛。可闻及干啰音或湿啰音。X 线胸片显示肺纹理增多、增强，但无肺浸润阴影。

3.疱疹性咽峡炎　表现为明显咽痛、发热，病程约为 1 周。检查可见咽充血，软腭、腭垂、咽及腭扁桃体表面有灰白色疱疹，有浅表溃疡，周围有红晕。多于夏季发作，多见儿童。

4.咽结合膜热　临床表现有发热，咽痛、畏光、流泪，咽及结合膜明显充血。病程 4～6d，常发生于夏季，游泳中传播。儿童多见。

5.细菌性咽-腭扁桃体炎　起病急，明显咽痛、畏寒、发热，体温可达 39℃以上。检查可见咽部明显充血，腭扁桃体肿大、充血，表面有黄色点状渗出物，颌下淋巴结肿大、压痛，肺部无异常体征。

（二）诊断要点

根据病史、流行情况、鼻咽部发炎的症状和体征，结合周围血象和胸部 X 线检查可做出临床诊断。

二、治疗

呼吸道病毒目前尚无特效抗病毒药物，以对症或中医治疗为常用措施。

（一）对症治疗

病情较重或发热者或年老体弱者应卧床休息，忌烟，多饮水，室内保持空气流通。如有发热、头痛，可选用解热止痛片如复方阿司匹林、去痛片等口服。咽痛可用消炎喉片含服，局部雾化治疗。鼻塞、流鼻涕可用麻黄素滴鼻。

（二）药物治疗

如有细菌感染，可选用青霉素、红霉素、螺旋霉素、氧氟沙星。单纯的病毒感染一般可不用抗生素，吗啉胍对流感病毒和呼吸道病毒有一定疗效。

三、预后及患者教育

增强机体自身抗病能力是预防急性上呼吸道感染最好的办法。教育患者坚持规律、合适的身体锻炼、坚持冷水浴，提高机体预防疾病能力及对寒冷的适应能力。做好防寒工作，生活有规律，避免过劳。注意对呼吸道患者的隔离，防止交叉感染等。

第二节　社区获得性肺炎

社区获得性肺炎（CAP）是指在医院外罹患的感染性肺实质（含肺泡壁即广义上的肺间质）炎症，包括具有明确潜伏期的病原体感染而在入院后平均潜伏期内发病的肺炎。

一、诊断

诊断要点如下。

（1）新近出现的咳嗽、咳痰，或原有呼吸道疾病症状加重，并出现脓性痰；伴或不伴胸痛。

（2）发热。

（3）肺实变体征和（或）湿啰音。

（4）白细胞$>10\times10^9$/L 或$<4\times10^9$/L，伴或不伴核左移。

（5）胸部 X 线检查，显示片状、斑片状浸润性阴影或间质性改变，伴或不伴胸腔积液。

以上 1～4 项中任何一款加第 5 项，并除外肺结核、肺部肿瘤、非感染性肺间质性疾病、肺水肿、肺不张、肺栓塞、肺嗜酸性粒细胞浸润症、肺血管炎等，可建立临床诊断。

二、治疗

以药物治疗为主。

1.青壮年、无基础疾病患者　大环内酯类、青霉素、复方磺胺甲恶唑片、多西环素（强力霉素）、第一代头孢菌素、新喹诺酮类（如左氧氟沙星、司帕沙星、曲伐沙星等）。

2.老年人或有基础疾病患者　第二代头孢菌素、β内酰胺类/β内酰胺酶抑制剂，或联合大环内酯类、新喹诺酮类。

三、转院要求

(一) 病情要求

一旦出现意识障碍，呼吸频率＞30次/分，血压＜12/8kPa（90/60mmHg），胸片显示双侧或多肺叶受累，或入院48h内病变扩大≥50%，少尿：尿量＜20mL/h，或＜80mL/4h，即可考虑重症肺炎，建议转院治疗。

(二) 途中要求

转院途中须注意生命体征变化、配备携氧装置和抢救措施。

四、诊疗体会

(一) 诊断方面

院外发生，具备诊断条件前3项即可高度怀疑，若有条件可进行第4项及第5项检查。

(二) 治疗方面

根据CAP药物治疗建议，合理选择抗生素。

第三节　阻塞性肺气肿

按累及肺小叶的部位，可将阻塞性肺气肿分为小叶中央型、全小叶型及介于两者之间的混合型三大类。临床分气肿型（又称红喘型）——临床上隐袭起病，病程较长。由于过度通气，呈喘息外貌；支气管炎型（又称紫肿型）——易反复呼吸道感染导致呼吸衰竭和右心衰竭；混合型。引起慢性支气管炎的各种因素均可引起阻塞性肺气肿，发病机制至今尚未完全阐明，一般认为是多因素协同作用形成的。可归纳如下：支气管的慢性炎症，使管腔狭窄，形成不完全阻塞；慢性炎症破坏小支气管壁软骨，失去支气管正常的支架作用；肺部慢性炎症和纸烟成分使白细胞和巨噬细胞释放的蛋白分解酶增加，损害肺组织和肺泡壁，致多个肺泡融合成肺大疱或气肿；肺泡壁的毛细血管受压，血液供应减少，肺组织营养障碍，也引起肺泡壁弹性减退，促成肺气肿发生；弹性蛋白酶及其抑制因子失衡学说。

一、诊断

（一）症状

慢性支气管炎并发肺气肿时，在原有咳嗽、咳痰等症状的基础上出现了逐渐加重的呼吸困难。最初仅在劳动、上楼或登山、爬坡时有气急；随着病变的发展，在平地活动时，甚至在静息时也感气急。当慢性支气管炎急性发作时，支气管分泌物增多，进一步加重通气功能障碍，有胸闷、气急加剧现象；严重时可出现呼吸功能衰竭的症状，如发绀、头痛、嗜睡、精神恍惚等。

（二）体征

早期体征不明显。随着病情的发展，可出现桶状胸，呼吸运动减弱，触诊语颤减弱或消失；叩诊呈过清音，心浊音界缩小或不易叩出，肺下界和肝浊音界下降；听诊心音遥远，呼吸音普遍减弱，呼气延长，并发感染的肺部可有湿啰音。如剑突下出现心脏搏动及其心音较心尖部位明显增强时，提示并发早期肺心病。

（三）实验室和其他检查

1.X 线检查　胸廓扩张，肋间隙增宽，肋骨平行，活动减弱，膈肌低平，两肺野透亮度增加。有时可见局限性透亮度增高，表现为局限性肺气肿或肺大疱。肺血管纹理外带纤细、稀疏和变直；内带增粗和紊乱。心脏常呈垂直位，心影狭长。

2.心电图检查　一般无异常，有时可呈低电压。

3.呼吸功能检查　呼吸功能有通气功能障碍，残气容积增加。残气容积占肺总量的百分比超过 40%，对诊断阻塞性肺气肿有重要意义。

4.血液检查　一般无异常，继发感染时似慢性支气管炎急性发作表现。

（四）诊断要点

根据慢性支气管炎的病史及肺气肿的体征和胸部 X 线表现、肺功能检查一般可以明确诊断。

二、治疗

（一）药物治疗

（1）适当应用舒张支气管药物，如氨茶碱、β₂-受体兴奋药。如有过敏因素存在，可适当选用糖皮质激素。

（2）根据病原菌或经验应用有效抗生素，如青霉素、庆大霉素、环丙沙星、头孢菌素等。

（二）非药物治疗

（1）呼吸功能锻炼，做腹式呼吸，缩唇深慢呼气。

（2）家庭氧疗，每天至少 12～15h 给氧。

（3）物理治疗，如太极拳、呼吸操、定量行走或登梯练习。

（三）快速处理

如有突然加剧的呼吸困难，并伴有明显的胸痛、发绀，听诊时呼吸音减弱或消失，叩诊时鼓音，应考虑气胸存在，通过 X 线检查，明确诊断，并进行胸腔穿刺排气。

三、诊疗体会

（一）诊断方面

在不具备辅助检查的条件下，病史采集和体格检查对确诊意义重大。对于诊断为慢性支气管炎的患者，必须积极预防其发展为阻塞性肺气肿。

（二）治疗方面

对于近期出现感染的患者，治疗以抗感染为主，辅以吸氧和其他治疗。

第四节　慢性肺源性心脏病

慢性肺源性心脏病是由于肺、胸廓或肺动脉血管慢性病变所致的肺循环阻力增加、肺动脉高压，进而使右心肥厚、扩大，甚至发生右心衰竭的心脏病。以慢支并发阻塞性肺气肿最为多见，占80%～90%，其次为支气管哮喘、支气管扩张、重症肺结核等。

一、发病机制

（一）肺动脉高压的形成

1.肺血管阻力增加的功能性因素　缺氧、高碳酸血症的呼吸性酸中毒使肺血管收缩、痉挛。

2.肺血管阻力增加的解剖学因素　解剖学因素系指肺血管解剖结构的改变形成肺循环血流动力学的障碍。主要原因是以下四个方面。

（1）长期反复发作的慢性支气管炎及支气管周围炎可累及邻近的肺小动脉，引起血管炎，腔壁增厚，管腔狭窄或纤维化，甚至完全闭塞，使肺血管阻力增加，产生肺动脉高压。

（2）随着肺气肿的加重，肺泡内压增高，压迫肺泡毛细血管，也造成毛细血管管腔狭窄或闭塞。

（3）肺泡壁的破裂造成毛细血管网的毁损，肺泡毛细血管床减损至超过70%时则肺循环阻力增大，促使肺动脉高压的发生。

（4）肺血管收缩与肺血管的重构。

肺心病肺血管阻力增加、肺动脉高压的原因中功能性因素较解剖学的因素更为重要。

3.血容量增多和血液黏稠度增加　慢性缺氧产生继发性红细胞增多、血液黏稠度增加，水、钠潴留，血容量增多，会使肺动脉压升高。

（二）心脏病变和心力衰竭

肺循环阻力增加时，右心发挥其代偿功能，以克服肺动脉压升高的阻力而发生右心室肥厚。随着病情的进展，促使右心室扩大和右心室功能衰竭。

二、诊断

（一）临床表现

按其功能的代偿期与失代偿期进行分述。

1.肺、心功能代偿期（包括缓解期）　主要为慢性支气管炎和肺气肿的临床表现。肺动脉瓣区第二心音亢进，提示肺动脉高压。三尖瓣区出现收缩期杂音或剑突下示心脏搏动，多提示有右心肥厚、扩大。

2.肺、心功能失代偿期（包括急性加重期）　临床主要表现以呼吸衰竭为主，有或无心力衰竭。

（1）呼吸衰竭：急性呼吸道感染为常见诱因，临床表现详见呼吸衰竭。

（2）心力衰竭：以右心衰竭为主，也可出现心律失常。

（二）并发症

（1）肺性脑病：是肺心病死亡的首要原因。

（2）酸碱失衡及电解质紊乱：呼吸性酸中毒、代谢性酸中毒、代谢性碱中毒。

（3）心律失常：多表现为房性期前收缩及阵发性室上性心过速，其中以紊乱性房性心动过速最具特征性。

（4）休克：肺心病休克并不多见，一旦发生，预后不良。发生原因有：①感染中毒性休克；②失血性休克，多由上消化道出血引起；③心源性休克，严重心力衰竭或心律失常所致。

（5）消化道出血。

（6）弥散性血管内凝血（DIC）。

（三）实验室和其他检查

1.X线检查　除肺、胸基础疾病及急性肺部感染的特征外，尚可有肺动脉高压，如右下肺动脉干扩张，其横径≥15mm；其横径与气管横径之比值≥1.07；肺动脉段明显突出或其高度≥3mm；右心室增大征，皆为诊断肺心病的主要依据。

2.心电图检查　主要表现有右心室肥大的改变，如电轴右偏，额面平均电轴≥+90°，重度顺钟向转位，$RV1+SV5 \geq 1.05mV$ 及肺型P波。也可见右束支传导阻滞及低电压图形。在 V_1 及 V_2，甚至延至 V_3，可出现酷似陈旧性心肌梗死图形的QS波。

3.血液检查　红细胞及血红蛋白可升高。合并感染时，白细胞总数增高、中性粒细胞增加。部分患者血清学检查可有肾功能或肝功能改变；血清钾、钠、氯、钙、镁均可有变化。

除钾以外，其他多低于正常值。

（四）诊断要点

患者有慢性支气管炎、肺气肿、其他肺胸疾病或肺血管病变，因而引起肺动脉高压、右心室增大或右心功能不全表现，并有前述的心电图、X 线表现，可以做出诊断。

（五）鉴别诊断

1.冠状动脉粥样硬化性心脏病（冠心病）　冠心病有典型的心绞痛、心肌梗死的病史或心电图表现，若有左心衰竭的发作史、高血压病、高脂血症、糖尿病史更有助鉴别。体检、X 线及心电图检查呈左心室肥厚为主的征象，可资鉴别。

2.风湿性心瓣膜病　风湿性心脏病往往有风湿性关节炎的病史，三尖瓣外的其他瓣膜如二尖瓣、主动脉瓣常有病变，X 线、心电图、超声心动图有特殊表现。

3.原发性心肌病　本病多为全心增大，无慢性呼吸道疾病史，无肺动脉高压的 X 线表现等。

三、治疗

以药物治疗为主。

（一）急性加重期

1.控制感染　常用的有青霉素类、氨基糖苷类、喹诺酮类及头孢类抗生素。

2.通畅呼吸道　纠正缺氧和二氧化碳潴留。

3.控制心力衰竭　肺心病患者一般在积极控制感染、改善呼吸功能后心力衰竭便能得到改善，不需加用利尿药。但对治疗后无效的较重患者可适当选用利尿、强心药。

（1）利尿药：原则上宜选用作用轻、小剂量的利尿药。如氢氯噻嗪 25mg，1～3 次/d；尿量多时须加用 10%氯化钾 10mL，3 次/d，或用保钾利尿药，如氨苯蝶啶 50～100mg，1～3 次/d。重度而急须行利尿的患者可用呋塞米 20mg 肌内注射或口服。利尿药应用后出现低钾、低氯性碱中毒，使痰液黏稠不易排痰和血液浓缩，应注意预防。

（2）强心药：强心药的剂量宜小，一般为常规剂量的 1/2 或 2/3 量，同时选用作用快、排泄快的强心药，如毒毛花苷 K 0.125～0.25mg，或毛花苷 C 0.2～0.4mg 加于 10%葡萄糖注射液内静脉缓慢推注。用药前应注意纠正缺氧，防治低钾血症，以免发生药物毒性反应。应用指征：①感染已被控制，呼吸功能已改善，利尿药不能取得良好的疗效而反复水肿的心力衰竭患者；②以右心衰竭为主要表现而无明显急性感染的患者；③出现急性左心衰竭者。

4.控制心律失常　一般心律失常经过治疗，肺心病的感染、缺氧后可自行消失。如果持续存在可根据心律失常的类型选用药物。

5.加强护理工作　加强心理护理，提高患者对治疗的信心。严密观察病情变化，宜加强心肺功能的监护。

（二）缓解期

原则上是采用中西药结合的综合措施，目的是增强患者的免疫功能，去除诱发因素，减少或避免急性加重期的发生。

四、转院要求

（一）病情要求

一旦发生并发症，立即转院。

（二）途中要求

转院途中一定要低流量吸氧、肺性脑病时可静脉滴注呼吸兴奋药。

五、诊疗体会

（一）诊断方面

注意询问病史和体格检查，辅助检查重点在心电图和胸片。

（二）治疗方面

以抗感染和通畅呼吸道为主，必要时辅以利尿、强心药，不要片面追求水肿消退，以免发生更严重的并发症；同时注意补钾；呼吸性酸中毒时不宜急于纠正；避免吸氧浓度过高，导致医源性肺性脑病。

第五节　支气管扩张症

支气管扩张症指各种原因破坏中等大小支气管管壁肌肉和弹力组织进而导致支气管持续、不可逆性扩张和变形。表现为慢性咳嗽，咳大量脓性痰和（或）反复咯血。可发生于任何年龄，常首发于青少年。支气管扩张的主要发病原因为支气管-肺组织的感染和支气管阻塞。先天性发育缺损及遗传因素也可引起支气管扩张，但较少见。支气管扩张症可局限于一个肺段或肺叶，也可弥漫性分布于一侧肺或双侧肺的多个肺叶。大多数位于下叶，尤其是左下叶，也常发生于右中叶和左舌叶。按照形态学改变可分为柱状支气管扩张、囊状支气管扩张和曲张型支气管扩张。

一、诊断

（一）病史

多数患者在童年有麻疹、百日咳或迁延不愈的支气管肺炎病史，以后常有反复发作的呼吸道感染。典型症状为慢性咳嗽伴大量脓痰和（或）反复咯血。多为黄绿色脓痰，若有厌氧菌混合感染，则有臭味。痰量可与体位改变有关，晨起或入夜卧床时增多。痰静置后可分成三层：上层为泡沫和脓液，中层为浑浊黏液，底层为坏死组织。咯血常见，可为首发或唯一的症状。可反复出现。咯血程度不等，从痰血至大量咯血。咯血量与病情严重程度有时不一致。有一些支气管扩张症患者的病变部位引流良好，痰量不多或无痰，以反复咯血为唯一的症状，称为"干性支气管扩张"，多位于上叶。支气管扩张症反复和并发感染时，可有慢性感染中毒症状，如食欲减退、盗汗、消瘦、贫血等症状。长期反复的肺部感染还可导致肺功能障碍，劳动力明显减退，活动后气促、发绀。

（二）查体

患者无特征性体征，但肺部固定部位的持续存在的局限性湿啰音常常提示支气管扩张症。病变广泛且持续慢性感染者可有杵状指。

（三）辅助检查

X 线检查表现为轨道样柱状气管扩张或粗乱肺纹中多个不规则的环状透亮阴影或沿卷发状阴影，感染时阴影内出现液平，CT 检查可以更加清晰地显示伴有管壁增厚的柱状扩张，或成串成簇的囊样改变及曲张型支气管扩张。如有条件，可做进一步检查，以寻找导致支气管扩张的病因。

（四）诊断要点

根据患者慢性咳嗽，咳大量脓性痰和（或）反复咯血和肺部固定部位的持续存在的局限性湿啰音，可做出初步诊断支气管扩张症的诊断。明确诊断尚需进行 X 线检查，并可判断病变的部位和程度。

（五）鉴别诊断

1.慢性支气管炎　多发生在中年以上的患者，冬、春季节发病，咳嗽、咳痰明显，多为白色黏液痰，很少脓性痰。两肺底有散在细的干、湿啰音。

2.肺脓肿　起病急，有高热、咳嗽、大量脓臭痰；X 线检查可见局部浓密炎症阴影，中有空腔及液平。经有效抗生素治疗后，病变可完全消退。慢性肺脓肿以往多有急性肺脓肿的病史。

3.肺结核　常有低热、盗汗等结核性全身中毒症状，干、湿啰音多位于上肺局部，X 线胸片和痰结核菌检查可做出诊断。

4.先天性肺囊肿　X 线检查可见多个边界纤细的圆形或椭圆形阴影，壁较薄，周围组织无浸润。

二、治疗

关键在于保持呼吸道引流通畅和进行有效的抗菌药物的治疗。体位引流根据病变部位采取不同体位引流，每日 2～4 次，每次 15～30min。体位引流时，间歇做深呼吸后用力咳嗽，同时用手轻拍患部，可提高引流效果。病变局限，反复大咯血，经药物治疗不能控制，全身情况良好，可根据病变范围做肺段或肺叶切除术。针对原发病和并发症的治疗以及对症治疗也是必需的。

（一）药物治疗

1.祛痰剂　可服氯化铵 0.3～0.6g，溴己新 8～16mg，3 次/d，口服。亦可用溴己新 8mg 溶液雾化吸入。

2.抗生素　常选用阿莫西林 0.5g/次，4 次/d，环丙沙星 0.5g/次，2 次/d。新型大环内酯类抗生素，如克拉霉素或阿奇霉素或第二代头孢菌素亦可供选择。感染严重者，应予静脉滴注抗生素，如头孢呋辛等。如咳黄绿色痰，考虑存在铜绿假单胞菌感染时，应予头孢他啶或头孢哌酮。反复感染者，考虑可能存在产酶耐药菌感染时，可予配伍 β 内酰胺酶抑制剂的抗生素，如舒哌酮、他唑西林等。

3.支气管舒张药　当存在支气管痉挛时，可予氨茶碱 0.1g，3～4 次/d，或吸入 β$_2$-受体激动药等。

（二）快速处理

主要是针对咯血的处理。少量咯血，如痰中带血者，一般无须特殊处理。中等量的咯血应卧床休息；大量咯血则应绝对卧床休息，以患侧卧位为宜，若不能明确出血部位，则暂取平卧位。鼓励患者轻微咳嗽，将血液咯出。常用垂体后叶素治疗咯血。突然大量咯血时可静脉给药，取该药 5～10U，用 5%～25% 葡萄糖注射液 20～40mL 稀释后缓慢静脉注射，5～20min 注射完，必要时隔 6h 以上重复注射。大量咯血停止后仍有反复咯血者，可将该药 10～20U 溶于生理盐水或 5% 葡萄糖注射液 100～500mL 内静脉滴注，维持 3～5d。肌内注射：每次 5～10U。用药后可有面色苍白、出汗、心悸、胸闷、腹痛、便意及过敏等不良反应，对高血压、冠心病、心力衰竭、孕妇原则上禁用。普鲁卡因用于大量咯血不能使用垂体后叶素者。用法为：0.5% 普鲁卡因 10mL（50mg），用 25% 葡萄糖注射液 40mL 稀释后缓慢静脉注射，1～2 次/d。或取该药 150～300mg 溶于 5% 葡萄糖注射液 500mL，静脉滴注。用药前必须先进行皮试，有该药过敏史者禁用；药量不宜过高，注入速度不能过快，否则可引起颜面潮红、谵妄、兴奋、惊厥等症状，对出现惊厥者可用异戊巴比妥或苯巴比妥钠解救。酚妥拉明 10～20mg 加入 5% 葡萄糖注射液或 5% 葡萄糖氯化钠注射液 500mL，静脉滴注，滴速 5～8mL/min，1 次/d，连用 5～7d。氨基己酸 4～6g，以 5%～10% 葡萄糖注射液或生理盐水 100mL 稀释，15～30min 内滴完，然后以 1g/h 维持 12～24h 或更长时间。酚磺乙胺用法为 0.25～0.75g/次，肌内注射或静脉滴注，2～3 次/d。静脉滴注快时可发生休克，须密切观察。卡巴克洛肌内注射 10mg/次，2 次/d。口服 2.5～5mg/次，3 次/d。癫痫及精神病患者忌用。维生素 K110mg/次肌内注射或缓慢静脉注射，1～2 次/d；维生素 K3 4～8mg/次，2～3 次/d，肌内注射或口服。云南白药 0.3～0.5g/次，3 次/d，口服。止血粉 0.5～1.0g/次，3 次/d，口服。咯血量大或咯血过猛内科治疗无止血趋向者或反复大量咯血，有发生窒息及休克危险者，应及时转院治疗，必要时行支气管镜止血、选择性支气管动脉造影及栓塞治疗或紧急外科手术治疗。如已经发生窒息，应取患侧卧位，头低足高位，轻拍背部以便使血块咯出，清除口腔、鼻腔、喉部积血，必要时使用气管插管以保持气道通畅。

三、转院要求

（一）病情要求

反复大咯血，经药物治疗不能控制；病情进行性加重，出现器官功能不全，尤其是多个器官功能不稳定的表现；没有条件诊治导致支气管扩张的原发疾病。

（二）途中要求

（1）维持生命体征稳定。

（2）警惕大咯血等发生的可能。如出现，应及时处理。

（3）加强对症治疗。气短和发绀的患者，如有条件应给予吸氧。

四、诊疗体会

（一）诊断方面

注意与其他慢性咳嗽、咳痰疾病及反复咯血疾病相鉴别。通常需要影像学资料才能确诊。

（二）治疗方面

治疗方案的确定要考虑多方面的因素，如症状轻重、有无反复肺部感染的历史、发作的次数及治疗的效果，尤其注意有无咯血史。合理应用抗生素后，大部分感染可以控制。

注意保持痰液引流通畅。威胁生命的因素主要为大咯血，应及时处理。

五、预后及患者教育

防治麻疹、百日咳、支气管肺炎及肺结核等急、慢性呼吸道感染，对预防支气管扩张具有重要意义。早期发现和治疗可防止病情发展和加重。

第六节　肺结核

肺结核是结核分枝杆菌感染引起的慢性肺部疾病，其中痰中排菌者称为传染性肺结核病。我国是结核病大国，感染率、患病率和发病率均高。排菌患者（开放性肺结核）是主要传染源。含有结核分枝杆菌的飞沫是主要传播途径。婴幼儿、老年人、酗酒者、免疫力低下者（可由疾病如艾滋病等或药物如免疫抑制剂等引起），以及糖尿病、硅肺、长期血液透析、产后、胃切除、空回肠改造术后者都是结核病的易患者，生活贫困、居住拥挤和营养不良等也是结核病的易感因素。结核病的基本病理变化是炎性渗出、增生和干酪样坏死。多同时存在，也可以某一种变化为主，可互相转化。如未经治疗或治疗效果不佳，病情进展，可表现为干酪坏死灶液化，空洞形成，结核播散如局部、支气管、淋巴管及血行播散等。如抗结核化疗有效或机体免疫力增强，则病灶可消散、吸收，或残留纤维化，钙化；空洞可闭合或者虽然未闭合，但上皮细胞覆盖洞壁，成为净化空洞。值得注意的是即使完全钙化的病灶内仍可残留休眠的结核菌，有重新活动的可能。肺结核可分为原发性肺结核、血行播散型肺结核（急性血行播散型肺结核也称为粟粒性肺结核）和继发性肺结核，并常可合并结核性胸膜炎或其他肺外结核病。

一、诊断

（一）病史

患者可有开放性结核接触史或既往胸膜炎、颈淋巴结肿大、肛瘘等肺外结核病史，或糖尿病等结核易患因素等。发病早期干咳或咳少量黏痰，空洞形成或合并感染时痰呈黏液脓性或脓性。咯血常见，可为痰血，也可为大量鲜血。累及胸膜时可表现为固定的针刺样胸痛，呼吸和咳嗽时加重。肺部病变严重或合并中量以上胸腔积液者有呼吸困难和气促。可有结核中毒症状，如低热、全身不适、乏力、盗汗、食欲下降、面颊潮红等。粟粒性肺结核和干酪肺炎多伴高热。有的可伴关节痛。女性可有月经失调。

（二）查体

体征与病变的性质、部位和程度有关。早期渗出病变范围小或部位深，可无异常体征。如范围增大，甚至实变，则患侧呼吸运动减低，触觉语颤增强，叩诊呈浊音，听诊时可闻及支气管呼吸音和湿啰音。出现空洞且较大时，也可闻及支气管呼吸音。肺部病变发生广泛纤维化或胸膜粘连增厚时，气管移位，患侧胸廓常下陷、肋间隙变窄、叩诊呈浊音，对侧可代偿性呈肺气肿征。合并胸腔积液后可有相应体征。

（三）辅助检查

1.结核菌素试验　旧结核菌素（OT）试验所用的旧结核菌素主要含有结核蛋白，OT抗原不纯，可能引起非特异性反应。用 1：2 000 的 OT 稀释液 0.1mL（5U），在左前臂屈侧中上 1/3 处做皮内注射，经 48～72h 测量皮肤硬结直径，硬结（注意不是红晕！）小于 5mm为阴性，5～9mm 为弱阳性，10～19mm 为阳性反应，20mm 以上或局部发生水疱、坏死和淋巴管炎者为强阳性反应。PPD（纯化蛋白衍生物）试验：硬结平均直径≥5mm 为阳性反应。结核菌素试验阴性并不表示一定没有结核菌感染，免疫功能低下患者或年老体衰者的结核菌素反应亦常呈阴性。阳性反应仅表示曾有结核感染，并不一定表示现在患病。其对婴儿的诊断意义较大，3 岁以下阳性提示有活动性肺结核。

2.胸部 X 线检查　依据病灶部位、范围、性质、发展情况和治疗效果可做出判断。肺结核病灶通常在肺上部、单侧或双侧，有多种不同性质的病灶，如密度较高、边缘清晰的斑点、结节和条索影或边缘模糊、浓淡不一云雾状阴影以及环形边界透光区的空洞等混合存在，并可有肺内支气管播散或弥漫性结节状血行播散迹象，原发性肺结核及 HIV 感染宿主多伴有肺门淋巴结肿大。胸部 CT 检查可发现微小或隐蔽性病变，了解病变范围及组成。要注意的是不能仅凭胸部影像学检查确定肺结核的诊断。

3.痰中找到结核菌是确诊肺结核的主要依据　痰菌阳性说明病灶是开放性的。痰菌量较少可用集菌法。如有条件，应同时做培养，并做药物敏感试验和菌型鉴定。

4.其他检查　常有轻度白细胞计数升高。急性粟粒性肺结核时白细胞计数可减少，有时出现类白血病反应的血象。红细胞沉降率（简称血沉）可增快，但无特异性。支气管镜检查可用于发现支气管内膜结核，吸取分泌物，做病原学检查或了解有无肿瘤，解除阻塞，取脱落细胞及活组织病理检查等。浅表淋巴结活检可用于结核的鉴别诊断。表现为双肺弥漫分布的小结节影，大小、密度、分布均匀。

（四）诊断要点

（1）患者具有既往结核病史、开放性结核接触史和（或）其他易患因素。慢性咳嗽、咳痰和（或）咯血，多伴有结核中毒症状。

（2）胸部影像学检查示肺上部、单侧或双侧，多种不同性质的病灶如斑点、结节、条索影、云雾状阴影和空洞等，可有肺内播散迹象及肺门淋巴结肿大。

（3）痰涂片、集菌法或培养中找到结核菌是确诊肺结核的主要依据。

（4）除外其他呼吸系统疾病。

（五）鉴别诊断

肺结核的临床与 X 线表现，与多种非结核性肺部疾病相似。

1.肺癌　多见于 40 岁以上嗜烟男性；常无明显毒性症状，多有刺激性咳嗽、胸痛及进行性消瘦。中央型肺癌常有痰中带血，肺门附近有阴影，与肺门淋巴结结核相似。周围型肺癌可呈球状、分叶状块影，须与结核球相鉴别。X 线胸片示结核球周围可有卫星病灶、钙化，而癌肿病灶边缘常有切迹、毛刺。进一步鉴别常须结合痰结核菌、脱落细胞检查及通过纤维支气管镜检查及活检等。肺癌与肺结核的并存，亦需注意发现。

2.肺炎　干酪样肺炎，易被误诊为肺炎球菌肺炎。干酪样肺炎多有结核中毒症状，起病较慢，咳黄色黏液痰，X 线示病变多位于右上叶，呈云絮状、密度不均，可出现虫蚀样空洞。抗结核治疗有效，痰中易找到结核菌。后者起病急骤、高热、寒战、胸痛伴气急，咳铁锈色痰，X 线征象病变常局限于一叶，抗生素治疗有效。支原体肺炎、病毒性肺炎或过敏性肺炎（嗜酸性粒细胞肺浸润症）在 X 线上的炎症征象，与早期浸润性肺结核相似。支原体肺炎通常在短时间内（2～3 周）可自行消散；过敏性肺炎的肺内浸润阴影常呈游走性，血中嗜酸性粒细胞增多。

3.肺脓肿　肺脓肿起病较急，高热，大量脓痰，痰中无结核菌，但有多种其他细菌，血白细胞总数及嗜中性粒细胞增多，抗生素治疗有效，空洞多见于下叶，周围的炎症浸润重，洞内常有液平。肺结核空洞多发生在上叶，空洞壁较薄，洞内有很少有液平面。慢性纤维空洞型肺结核合并普通细菌感染时不易与慢性肺脓肿鉴别，后者痰结核菌呈阴性。

4.支气管扩张　有慢性咳嗽、咳痰及反复咯血史，但痰结核菌阴性，X 线胸片多无异常发现或仅见局部肺纹理增粗或卷发状阴影，CT 有助确诊。

5.支气管淋巴结核　常表现为发热及肺门淋巴结肿大，应与结节病、纵隔淋巴瘤等相鉴别。

二、治疗

肺结核的治疗主要包括抗结核化学治疗、对症治疗和手术治疗。

（一）药物治疗

（1）应坚持早期、联用、适量、规律、全程五项原则。

（2）一线药物包括异烟肼、利福平、链霉素、吡嗪酰胺、乙胺丁醇等；二线药物主要包括卡那霉素、阿米卡星、卷曲霉素、对氨水杨酸、乙硫异烟胺、丙硫异烟胺、环丝氨酸、新喹诺酮等。

（3）视病情轻重、有无痰菌和细菌耐药情况及经济状况、药源供应等，选择化疗方案。

（4）需注意的是药物的不良反应。按发生频率排序大致为肝损害、胃肠反应、过敏反应、神经反应。

（二）快速处理

快速处理包括对症治疗及并发症的治疗。

（1）干酪样肺炎、急性粟粒性肺结核、结核性脑膜炎有高热等严重结核毒性症状，或结核性胸膜炎伴大量胸腔积液者，可在使用有效抗结核药物的同时，加用糖皮质激素，常用泼尼松，15～20mg/d，顿服，以减轻炎症及过敏反应，促进渗液吸收，减少纤维组织形成及胸膜粘连。待毒性症状减轻重，泼尼松剂量递减，至6～8周停药。

（2）咯血的治疗包括以侧卧位卧床休息、镇静、轻轻地将存留在气管内的积血咯出。止血常用垂体后叶素10U加于20～30mL生理盐水或葡萄糖注射液中，缓慢静脉注入（15～20min），然后以10～40U于5%葡萄糖注射液500mL中静脉滴注维持治疗。但禁用于高血压、冠心病、心功能不全的患者及孕妇。此时可考虑选用其他止血药。慎用强镇咳药，以免因抑制咳嗽反射及呼吸中枢，使血块不能排出而引起窒息。咯血窒息是咯血致死的主要原因，窒息时患者可胸闷、气憋、唇甲发绀、面色苍白、冷汗淋漓、烦躁不安。应立即保持呼吸道通畅，采取头低足高45°的俯卧位，轻拍背部，迅速排出积血，并尽快挖出或吸出口、咽、喉、鼻部血块。必要时，有条件可气管插管或气管切开，以解除呼吸道阻塞。反复大咯血可给予适当补液或输血。

（3）呼吸困难时给予吸氧，有继发感染时应用抗生素，有支气管痉挛时用支气管解痉药，并发气胸或渗出性胸膜炎时给予抽气或抽液。

三、转院要求

确诊及疑诊者均应及时报告和（或）转诊至专科医院进行系统诊治。

（一）病情要求

（1）症状及辅助检查结果典型，有高危因素，出现并发症（如结核性胸膜炎尤其是结核性脓胸、肺不张及自发性气胸等）和（或）其他肺外结核者应考虑转至结核专科医院治疗。

（2）症状及辅助检查结果不典型，但有明显高危因素和（或）出现并发症和（或）其他肺外结核者。

（3）症状及辅助检查结果不典型，但症状危重，如高热、呼吸困难明显、大咯血，脏器功能不全等。

（4）症状及辅助检查结果不典型，症状轻微，但怀疑或不能除外肺结核者，可给予系统常规抗感染治疗3～7d，如病情及辅助检查结果不改善甚至加重者，应考虑转院。

（二）途中要求

（1）维持生命体征稳定。

（2）加强对症治疗。对于气短和发绀的患者，如有条件应给予吸氧。

（3）警惕并发症尤其是大咯血和气胸等发生的可能。如出现，应及时处理。

四、诊疗体会

（一）诊断方面

对于症状可疑、有高危因素的患者应注意行胸部影像学和痰菌检查。不典型者应连续观察病情变化，必要时可予试验性系统常规抗感染治疗。确诊及疑诊者均应及时报告和（或）转诊至专科医院系统进行诊治。

（二）治疗方面

结核治疗方案的制定应在专科医院进行。乡村（社区）医院主要进行对症治疗和并发症的紧急处理。对于急危重患者应及时转诊。警惕由于大咯血或咯血后误用多量镇静、止咳药，使血不易咯出，阻塞支气管而发生窒息，一旦发生须积极处理。此外应警惕抗结核化疗药物的副作用，及时发现，及时处理。

五、患者教育

应指导患者注意休息及营养支持。按照化疗方案所定的疗程坚持治满疗程。开放性肺结核患者应戴口罩，必要时隔离。不可随地吐痰，痰液应用纸包好。直接焚毁带有病菌的痰纸是最简便的灭菌方法。煮沸可用于消毒被污染的器物。通常结核菌煮沸 1min，即可被杀灭。结核病是慢性传染病，但只要及时诊断、合理治疗，大多可痊愈。

第七节　呼吸衰竭

各种原因引起的肺通气和（或）换气功能严重障碍，导致缺氧伴（或不伴）二氧化碳潴留，如在海平大气压下，于静息条件下呼吸室内空气，并排除心内解剖分流等情况后，动脉血氧分压（PaO_2）低于 8kPa（60mmHg），伴或不伴有二氧化碳分压（$PaCO_2$）高于 6.65kPa（50mmHg），即为呼吸衰竭（简称呼衰）。常见病因有呼吸道病变，如支气管炎症痉挛、上呼吸道肿瘤、异物等阻塞气道等；肺组织病变，如肺炎、重度肺结核、肺气肿、弥散性肺纤维化、肺水肿、成人呼吸窘迫综合征、硅肺等；肺血管疾病，如肺血管栓塞、肺梗死、肺毛细血管瘤等；胸廓病变，如胸廓外伤、畸形、手术创伤、气胸和胸腔积液等；神经中枢及其传导系统呼吸肌疾患，如脑血管病变、脑炎、脑外伤、电击、药物中毒等；脊髓灰质炎及多发性神经炎；重症肌无力等。按病程呼衰可分为急性和慢性。急性呼衰一般指突发原因引起原来正常的呼吸功能严重损害，而突然发生的呼衰；慢性呼衰多见于慢性呼吸系统疾病，其呼吸功能损害逐渐加重，也可发生于慢性胸廓和神经肌肉病变。

一、诊断

（一）病史

患者有各种可导致呼衰的原发病。呼衰发生后可有缺氧、二氧化碳潴留所致的各脏器损害的表现。患者自觉呼吸困难，呼吸频率加快，可有发绀。可有神经精神症状，如头痛、失眠、烦躁、躁动、智力或定向功能障碍，严重者甚至出现嗜睡、抽搐、意识丧失甚至昏迷等。心慌，心动过速常见，有时可伴有心绞痛。严重、持续呼衰可导致上消化道出血与尿量减少、水钠潴留、水肿甚至急性肾衰。

（二）查体

患者常呼吸费力，伴有呼吸频速，鼻翼扇动，辅助肌参与呼吸活动。有时也可出现呼吸节律紊乱。发绀是缺氧的典型症状。一般当 PaO_2 为 6.7kPa（50mmHg）、血氧饱和度（SaO_2）为 0.8 时，即可出现发绀。另外，应注意红细胞增多者发绀更明显，贫血者则发绀不明显或不出现；严重休克末梢循环差的患者，即使动脉血氧分压尚正常，也可出现发绀。二氧化碳潴留时常可见外周体表静脉充盈、皮肤红润、温暖多汗、血压升高。可有心动过速，甚至心律失常。

（三）辅助检查

动脉血气分析能客观反映呼衰的性质和程度，这些指标中以 PaO_2、$PaCO_2$ 和 pH 最为重要，可反映呼衰时缺氧、二氧化碳潴留，以及酸碱失衡的情况，如加上 BE 就能反映机体代偿情况，有无合并代谢性酸或碱中毒，以及电解质紊乱。

（四）诊断要点

诊断须根据患者呼吸系统疾病或其他导致呼吸功能障碍的病史，缺氧和（或）二氧化碳潴留的临床表现，结合有关体征进行。血气分析是诊断呼衰的关键。

（五）鉴别诊断

呼衰常常须与其他原因导致的呼吸困难和发绀相鉴别，如心源性呼吸困难、严重贫血及心因性呼吸困难等。血气分析是重要的鉴别手段。

二、治疗

呼衰处理的原则是在保持呼吸道通畅条件下，改善缺氧和纠正二氧化碳潴留，纠正代谢功能紊乱及治疗并发症，从而为基础疾病和诱发因素的治疗争取时间和创造条件。原发病的治疗才是呼衰得到根本控制和纠正的关键。

（一）药物治疗

1.氧疗　常用的氧疗为鼻导管或鼻塞吸氧，氧浓度计算公式为（21+4）×吸入氧流量（L/min）%。氧疗一般以生理和临床的需要来调节吸入氧浓度，使动脉血氧分压达 8kPa 以上，或 SaO_2 为 0.9 以上。I型呼衰常需要高浓度、高流量吸氧。氧浓度大于 50%为高浓度氧。II型呼衰需要控制性、低浓度、低流量持续吸氧。即通过低流量（1～3L/min）、低浓度（25%～30%）吸氧将 PaO_2 控制在 7.3～8kPa（55～60mmHg）水平。

2.呼吸兴奋药　呼衰患者通气若因以中枢抑制为主，呼吸兴奋药疗效较好；如慢性阻塞性肺病呼衰时，因支气管-肺病变、中枢反应性低下或呼吸肌疲劳而引起低通气量，此时可考虑应用呼吸兴奋药。而肺炎、肺水肿和肺广泛间质纤维化的换气功能障碍者，则呼吸兴奋药不宜使用。值得注意的是应用呼吸兴奋药时，必须尽可能地减轻胸、肺和气道的机械负荷，如分泌物的引流、支气管解痉药的应用、消除肺间质水肿和其他影响胸肺顺应性的因素。否则应用呼吸兴奋药会增加呼吸功和耗氧量，加速呼吸肌疲劳，使呼衰进一步恶化。目前常用的呼吸中枢兴奋药为尼可刹米，静脉缓慢推注 0.375～0.75g，随即以 5%葡萄糖注射液或 0.9%生理盐水 500mL+洛贝林 5mg×3 或尼可刹米 0.375g×3 静脉滴注。密切观察患者的神志改变，呼吸频率、幅度和节律，定时复查动脉血气。如出现皮肤瘙痒、烦躁等副反应，须减慢滴速。若经 24h 未见效，或出现肌肉抽搐等反应，则应停用，此时应改换机械通气。

3.支气管解痉药 β₂-兴奋药可减少气道阻力，增加通气量，改善 V/Q 比例失调，常用有吸入、口服用药。也可用茶碱药物等，常用氨茶碱针 0.25～0.5g 于生理盐水 250mL 中静脉滴注。

4.祛痰药 可口服溴己新等清除痰液，有条件时也可喷雾吸入湿化气道。

5.用于治疗并发症的药物 西咪替丁或雷尼替丁等口服治疗上消化道出血。合理使用利尿药以控制水钠潴留，增加尿量。电解质紊乱时，及时补充氯化钾、氯化钠等。

（二）快速处理

（1）建立通畅的气道：支气管解痉药、环甲膜穿刺、气管插管或气管切开、建立人工气道。

（2）维持通气：在呼吸道通畅条件下，如呼吸停止，应立即做人工呼吸。包括口对口人工呼吸、手控简易呼吸囊人工通气等。如发生心搏骤停，还应予体外心脏按压等有关心肺复苏的抢救措施。

（3）吸氧。

三、转院要求

（一）病情要求

呼衰经常规治疗不能缓解，进行性加重；原发病的诊治困难；出现严重的并发症，不能有效治疗；出现其他器官功能不全等均应积极转院，继续诊治。

（二）途中要求

（1）保持气道通畅，适当吸氧，维持通气。

（2）努力稳定生命体征及各脏器功能。

（3）加强对症治疗。

四、诊疗体会

（一）诊断方面

（1）与其他原因导致的呼吸困难和发绀相鉴别，如心源性呼吸困难、严重贫血及心因性呼吸困难等。

（2）呼衰诊断明确后应进一步明确原发病的诊断。

（3）血气分析是重要的诊断和鉴别诊断手段。

（4）密切观察病情变化，及时发现其他脏器的受累情况。

（二）治疗方面

呼吸道通畅条件下，维持适当的通气和吸氧浓度是呼衰治疗的关键。而原发病的治疗才是呼衰治疗的根本。

五、预后及患者教育

呼吸衰竭最常为支气管疾患所引起。可导致缺氧伴（或不伴）二氧化碳潴留，并可进一步损害机体各种器官、系统。应积极纠正呼衰，预防并治疗并发症，但原发病的治疗才是根本。

第八节　肺脓肿

肺脓肿是由各种病原体感染所致肺组织坏死、液化，形成的空腔性病变。常见病因：①在麻醉、醉酒、药物过量，脑血管意外或外伤、癫痫发作、溺水或睡眠等意识障碍和（或）咳嗽反射异常时，带有致病菌的口腔或上呼吸道分泌物或碎屑被吸入肺组织，引起吸入性肺脓肿；②脓毒血症或化脓性病灶产生的感染性栓子经血循环进入肺内血管，引起血源性肺脓肿；③肺部疾病如肺炎、肺梗死继发肺组织感染和坏死，肺癌的中央坏死或胸部创伤引起局部异物存留或肺组织血肿，支气管内异物或肿瘤阻塞管腔，其远端肺组织发生肺不张和感染，肺部邻近器官的化脓性感染如阿米巴性肝脓肿侵入肺组织等均可形成继发性肺脓肿。肺脓肿多为混合性细菌感染，包括需氧菌和厌氧菌等。主要需氧致病菌包括金黄色葡萄球菌、化脓性链球菌、肺炎克雷伯杆菌、大肠杆菌和铜绿假单胞菌等。军团菌或流感嗜血杆菌引起的肺炎有时也合并脓肿形成。厌氧菌主要包括消化链球菌、消化球菌和梭菌属等。免疫缺陷者可因非典型分枝杆菌、真菌等感染，导致急、慢性肺脓肿。

一、诊断

（一）病史

绝大多数患者早期为肺炎症状，即寒战、高热、咳嗽、胸痛等症状，可伴精神不振、乏力、胃纳差等急性感染中毒症状。如病变范围较大，可出现气短。7～10d后，脓腔破溃与支气管相通，咳出脓痰，可带恶臭味及坏死组织，有时痰中带血。随即，体温下降，急性感染症状减轻。偶尔，脓肿破溃至胸膜腔，引起脓胸，有时伴支气管胸膜瘘。如脓腔引流通畅，治疗及时、适当，肺部炎症及脓肿可消失，患者康复；如治疗不及时，引流不畅，则肺部化脓性感染可持续存在，以致形成慢性肺脓肿，患者反复咳大量脓痰，伴有乏力、消瘦、贫血、低白蛋白血症等慢性感染中毒症状。急性吸入性肺脓肿多有意识障碍、呕吐、异物吸入或受寒、极度疲劳等诱因，起病急骤。血源性和继发性肺脓肿多先有原发病灶的症状。经数日至2周才出现肺部症状。

（二）查体

体征与病期以及肺脓肿的部位和大小有关。早期可在病变部位闻及湿啰音；肺实变时可闻及减弱的呼吸音及管状呼吸音，叩诊可为浊音；形成空洞时如空洞大，可出现空瓮性呼吸音或鼓音。累及胸膜时可触有胸膜摩擦感或闻及胸膜摩擦音；出现胸腔积液后可有相应体征。病变较小或位于肺脏的深部，可无异常体征。血源性肺脓肿体征大多阴性。慢性肺脓肿时可有杵状指（趾）等。

（三）辅助检查

（1）周围血象血液白细胞计数及中性粒细胞均显著增加，总数可达（20～30）×10^9/L，中性粒细胞在80%甚至90%以上，可有核左移和中毒颗粒。慢性肺脓肿患者的白细胞无明显改变，但可有轻度贫血。

（2）痰和血的病原体检查和药物敏感试验，有助于确定病原体和选择有效的抗生素治疗。

（3）肺脓肿的 X 线表现根据病因、病期、支气管的引流是否通畅及有无胸膜受累而有所不同。早期在化脓性炎症阶段，吸入性肺脓肿表现为大片浓密阴影，边缘不清，分布在一个或数个肺段。其部位与解剖结构及体位有关：由于右总支气管较陡直，且管径较粗，吸入性分泌物易吸入右肺，故右肺发病多于左肺。仰卧时，好发于上叶后段或下叶背段；坐位时，好发于下叶后基底段。右侧位时，好发于右上叶前段和后段形成的腋亚段。脓肿形成后，大片浓密阴影中出现圆形透亮区及液平面。在消散期，脓腔周围炎症逐渐被吸收，脓腔缩小而至消失，可残留少许索条状阴影。慢性肺脓肿脓的腔壁增厚，内壁不规则，周围炎症消散不充分，伴显著纤维组织增生和不等程度的肺叶萎缩，胸膜增厚。纵隔向患侧移位，健肺可有代偿性过度充气。血源性肺脓肿病变常为非相邻部位，多发性，邻近肺边缘的小片状阴影或边缘较整齐的球形病灶，其中可见脓腔及液平面。炎症消散后可有局灶性纤维化或小气囊。并发脓胸时，患侧胸部呈大片浓密阴影；若伴发气胸则可见液平面。侧位 X 线检查，可明确脓肿在肺脏中的部位及其范围大小，有助于行体位引流。胸部 CT 扫描多呈类圆形的厚壁脓腔，腔内可有液平，内壁常不规则，周围有模糊炎性影。

（4）纤维支气管镜检查有助发现病因，采样细菌培养及吸引脓液和病变部注入抗生素，促进支气管引流和脓腔的愈合。

（四）诊断要点

急性发作的畏寒、高热、咳嗽和咳大量脓臭痰等病史，结合白细胞总数和中性粒细胞显著增高，肺野大片浓密炎性阴影中有脓腔及液平面的 X 线征象，可做出诊断。有皮肤创伤感染，疖、痈等化脓性病灶，胸部 X 线检查示有两肺多发性小脓肿，可诊断为血源性肺脓肿。邻近器官存在化脓性病变时，应注意继发性肺脓肿。

（五）鉴别诊断

1.细菌性肺炎　早期肺脓肿与细菌性肺炎在症状及 X 线表现相似。细菌性肺炎无大量黄脓痰。胸部 X 线片示肺叶或段实变或淡片状阴影，边缘模糊不清，但无脓腔形成。

2.空洞型肺结核　发病缓慢，病程长，常伴有结核中毒症状，如午后低热、乏力、盗汗、长期咳嗽、咯血等。胸部 X 线片示空洞壁较厚，空洞内一般无液平面，周围可见结核浸润灶，或伴有斑点、结节状病变，有时伴同侧或对侧的结核播散灶。继发感染时，亦可有多量黄脓痰，应结合过去病史。

3.支气管肺癌肿瘤　其可阻塞支气管引起远端阻塞性炎症，呈叶、段分布。发病较慢，常无或仅有低度毒性症状。癌灶坏死液化可形成癌性空洞。胸部 X 线片示空洞常呈偏心、壁较厚、内壁凹凸不平，一般无液平面，空洞周围无炎症反应。如癌肿转移，可见到肺门淋巴结大。确诊须通过胸部 CT 扫描、痰脱落细胞检查和纤维支气管镜检查。

4.肺囊肿　继发感染肺囊肿呈圆形、腔壁薄而光滑，常伴有液平面，周围无炎性反应。患者常无明显的毒性症状或咳嗽。若有感染前的 X 线片相比较，则更易鉴别。

二、治疗

选用适当的抗生素。痰液浓稠者，可用气道湿化如蒸气吸入等以利痰液的引流。患者一般情况较好，体位引流可助脓液的排出。使脓肿部位处于高位，在患部轻拍，2～3 次/d，每次 10～15min。改善患者的营养状况，给予高热量易消化饮食，少油腻，忌辛辣食品，多吃水果等。

（一）药物治疗

（1）急性肺脓肿的感染细菌包括绝大多数的厌氧菌都对青霉素敏感，故最常用。剂量根据病情，严重者静脉滴注 240 万～1 000 万 U/d，一般可用 160 万～240 万 U，每日分 2～3 次肌内注射。在有效抗生素治疗下，体温 3～10d 可下降至正常。当患者热退及客观症状改善后，抗生素改为口服。脆性类杆菌对青霉素不敏感，可用林可霉素 0.5g/次，3～4 次/d，口服；或 0.6g/次，2～3 次/d，肌内注射；病情严重者可用 1.8g 加于 5%葡萄糖注射液 500mL 内静脉滴注，1 次/d。或克林霉素，开始剂量为 600mg 静脉滴注，3 次/d，然后 300mg/次口服，4 次/d。或甲硝唑 0.4g/次，3 次/d，口服。红霉素治疗嗜肺军团杆菌所致的肺脓肿有效。抗生素疗程一般为 8～12 周，直至临床症状完全消失，X 线片显示脓腔及炎性病变完全消散，仅残留条索状纤维阴影。血源性肺脓肿病原菌（多数为金黄色葡萄球菌）为脓毒血症的并发症，应按脓毒血症治疗。

（2）祛痰药如氯化铵 0.3g，沐舒坦 30mg，化痰片 500mg，3 次/d，口服，可有助痰液咳出。

（二）快速处理

警惕患者大咯血，防止窒息。治疗包括侧卧位卧床休息、镇静、轻轻将存留在气管内的积血咯出。止血常用垂体后叶素 10U 加于 20～30mL 生理盐水或葡萄糖注射液中，缓慢静脉注入（15～20min），然后以 10～40U 于 5%葡萄糖注射液 500mL 中静脉滴注维持治疗。但禁用于高血压、冠心病、心功能不全的患者及孕妇。此时可考虑选用其他止血药。慎用强镇咳药，以免因抑制咳嗽反射及呼吸中枢，使血块不能排出而引起窒息。咯血窒息是咯血致死的主要原因，窒息时患者可胸闷、气憋、唇甲发绀、面色苍白、冷汗淋漓、烦躁不安。应立即保持呼吸道通畅，采取头低足高 45°的俯卧位，轻拍背部，迅速排出积血，并尽快抠出或吸出口、咽、喉、鼻部血块。必要时，有条件可气管插管或气管切开，以解除呼吸道阻塞。反复大咯血可给予适当补液或输血。

三、转院要求

（一）病情要求

肺脓肿经内科治疗，但脓肿迅速增大或治疗 3 个月，脓腔仍不缩小，感染不能控制；或并发支气管扩张、脓胸、支气管胸膜瘘；支气管阻塞疑为支气管癌者；大咯血有危及生命之可能时。

（二）途中要求

（1）维持生命体征稳定。

（2）加强对症治疗。气短和发绀的患者，如有条件应给予吸氧。

（3）警惕并发症尤其是大咯血和气胸等发生的可能。如出现，应及时处理。

四、诊疗体会

（一）诊断方面

对于急性发作的畏寒、高热、咳嗽和咳大量脓臭痰等病史，应考虑肺脓肿的可能。确诊通常需要影像学资料支持。继发性肺脓肿被确诊后，还应积极寻找可能存在的原发病灶。此外，血源性肺脓肿被确诊后，还应注意是否存在其他组织，器官的血源性播散灶，如肝、脾、脑等。

（二）治疗方面

肺脓肿治疗必须早期和彻底。有效的抗生素和充分的脓汁引流是治疗的关键。甲硝唑不能单独应用治疗肺脓肿，必须与其他抗生素联合应用。体位引流也可以导致脓液流入其他支气管引起病变扩散或急性阻塞。

五、预后及患者教育

增强机体抵抗力。注意口腔卫生。预防胃内容物误吸入气管。上呼吸道、口腔的感染灶必须加以根治。预防肺部感染。安静卧床休息，加强营养。

第三章 功能神经外科疾病

第一节 癫痫

癫痫包括一组疾病及综合征，以在病程中反复发作的神经元异常放电所导致的暂时性神经系统功能失常为特征，表现为运动、感觉、意识、行为和自主神经功能等不同障碍或合并发生。

一、诊断标准

1.临床表现

详细询问病史、病因，儿童应着重了解出生史、发热史、家族史；有无发作先兆及发作诱因，发作前和发作时及发作后表现，发作频率变化，服药情况（何种药物，服药剂量、时间、效果）。

按症状癫痫可分为部分性与全面性两类。

部分性（局灶性）发作分为以下几种。

（1）单纯部分性发作（无意识障碍）。

1）运动性发作：包括局限性运动性发作、旋转性发作、姿势性发作和失语性发作，表现为每次发作中所波及的范围固定在某一范围内，意识清楚。

2）感觉性发作：指体感性、视觉性、听觉性、嗅觉性和眩晕性发作。

3）自主神经性发作：表现为腹部不适、面部潮红或苍白、出汗、恶心呕吐等。

（2）复杂部分性发作（意识障碍、颞叶或精神运动性发作）：单纯部分性发作之后出现意识障碍或开始即有意识障碍，临床常伴自动症，可有精神症状样发作。

（3）部分性发作继发全面性发作（继发出现强直-阵挛、强直或阵挛发作）：全面性发作（惊厥性或非惊厥性）分为以下几种。

1）失神发作（癫痫小发作）。

2）肌阵挛发作。

3）强直发作。

4）失张力发作。

5）阵挛发作。

6）强直-阵挛发作（大发作）。

此外，仍有未分类的癫痫发作。

2.辅助检查

（1）电生理检查：脑电图等电生理检查，可视情况缓慢减停抗癫痫药，脑电图监测时间较长为好，记录到临床发作更有利于诊断治疗，但需征求患者及家属同意。

1）普通脑电图（包括过度换气、闪光刺激、睁闭眼试验等）睡眠诱发，剥夺睡眠和药物诱发。

2）长程（24 小时及以上）视频脑电图，除上述试验外，必要时可加用睡眠诱发、睡眠剥夺和药物诱发。

3）必要时加做蝶骨电极、咽电极、卵圆孔电极。

4）诱发电位检查如视听及体感诱发电位。

5）手术评估的病例，如果癫痫灶定位困难或者需要精确定位神经功能区时，进行必要的颅内皮层电极和深部电极记录。

（2）神经影像学检查

1）头部 MRI：可以加做颞叶的冠状位扫描 T2 像或 Flair 像，薄层扫描。

2）SPECT 或 PET：有条件者可做 SPECT 或 PET 检查。

（3）Wada（阿米妥钠）试验：如果需要确定优势半球，特别是语言、记忆优势半球，术前可以做本试验。

（4）神经心理学检查。

（5）脑磁图检查：如果需要定位癫痫灶，有条件者可以进行脑磁图检查。

二、治疗原则

1.手术治疗适应证

（1）系统服用抗癫痫药物，并在血药浓度监测下治疗2年以上仍难以控制的顽固性癫痫。

（2）脑内存在明确的结构性病变，发作难以控制的继发性癫痫。

（3）手术后不致出现严重并发症者。

（4）患者及家属充分理解手术，且手术愿望强烈。

2.术前处理

术前缓慢减停对术中皮层脑电图影响明显的抗癫痫药，但要注意可能出现癫痫发作频繁或癫痫持续状态。注意长期服用抗癫痫药物对肝、肾及凝血功能的影响，做好相应准备。

3.手术治疗

（1）术中常规皮质脑电（ECoG）监测，必要时行深部电极或深部核团监测。

（2）皮质病灶及癫痫灶切除术。

（3）颞叶前部及其他脑叶切除术。

（4）选择性杏仁核海马切除术。

（5）大脑半球切除术。

（6）胼胝体切开术。

（7）立体定向核团损毁术。

（8）软脑膜下横切术。

（9）多脑叶纤维离断术。

（10）迷走神经刺激术、脑深部核团刺激术。

4.术后处理

术后1～3天给予静脉或肌内注射抗癫痫药物，其后可改口服抗癫痫药。

5.疗效评定

（1）满意：术后癫痫发作完全消失或偶有发作。

（2）显著改善：术后癫痫发作频率减少 75% 以上。

（3）良好：癫痫发作频率减少 50% 以上。

（4）效差：癫痫发作频率减少不足 50%。

（5）无改善：癫痫发作无改善或更差。

6.出院医嘱

（1）休息 3～6 个月，以后酌情参加有规律无危险性的工作。

（2）定期复查（半年、1 年、2 年、3 年）抗痫药物血药浓度、神经心理检查和脑电图。

（3）继续正规服用抗癫痫 2～3 年，如无发作遵医嘱逐渐减量，如再发作，则恢复原药量。

第二节　帕金森病

帕金森综合征最早由 James Parkinson 于 1817 年根据临床观察总结而提出，帕金森病（PD）是一种以帕金森综合征为主要表现的神经系统变性疾病，基本临床特征为静止性震颤、肌强直、运动迟缓和姿势步态，同时伴有抑郁、便秘和睡眠障碍等非运动症状。

一、流行病学

世界各国帕金森病的患病率为（10～405）/ 10 万，平均约为 103 / 10 万。源于欧洲的研究报告指出，PD 总患病率在≥65 岁人群为 1.8%，在此基础上，65～69 岁人群增加 0.6%。研究报告显示，中国人群中的 PD 患病率并不低，在≥65 岁人群中 PD 患病率为 1.67%（95% 可信区间为 1.49%～1.87%），而在≥55 岁人群中 PD 患病率为 1.07%（95%可信区间为 0.96%～1.19%）。

本病平均发病年龄一般认为在 60～65 岁。青年型 PD 患者的初始症状可以在 20～40

岁出现，个别首发症状在20岁之前就可以发生。PD的标准化发病率约为每10万人年有16～19个PD新发患者。男性患PD的机会比女性稍大。

二、病因及发病机制

帕金森病的病因迄今未明，发病机制可能与下列因素有关。

1.遗传因素

绝大多数PD患者为散发，约10%的患者有家族史，呈不完全外显的常染色体显性遗传或隐性遗传。到目前至少发现有10个单基因与家族性帕金森病连锁的遗传位点。绝大多数突变基因未在散发病例中发现，只有LRRK2基因突变见于少数散发性帕金森病。基因易感性如细胞色素P450 2D2基因可能是引起帕金森病发病的易感因素之一。

2.环境因素

20世纪80年代初发现一种嗜神经毒素1-甲基4-苯基1，2，3，6-四氢吡啶（MPTP）在人类和灵长类均可诱发典型的帕金森综合征。MPTP在脑内经单胺氧化酶催化变成强毒性物质MPP，后者被多巴胺转运体选择性摄入黑质多巴胺能神经元内，抑制线粒体呼吸链，使ATP生成减少，并促进自由基产生和氧化应激反应，导致多巴胺能神经元变性、丢失。有学者认为，环境中与该毒素化学结构类似的物质可能是引发帕金森病的病因之一。

3.神经系统老化

帕金森病主要发生于老年人，40岁以前发病少见，提示神经系统老化与发病有关。有资料显示30岁以后，随着年龄的增长，黑质多巴胺能神经元开始呈退行性变，多巴胺能神经元进行性减少。尽管如此，但其程度并不足以导致发病，老年人群中患病者也只是少数，所以神经系统老化可能只是帕金森病的促发因素。

目前认为帕金森病并非单因素疾病，而是在多因素交互作用下发病。除基因突变导致少数患者发病外，基因易感性可使患病率升高，但并不一定发病，只有在环境因素、神经系统老化等因素的共同作用下，通过氧化应激、线粒体功能紊乱、蛋白酶体功能障碍、炎性免疫反应、钙稳态失衡、兴奋性毒性、细胞凋亡等机制导致黑质纹状体多巴胺能神经元大量变性，才会导致发病。

三、病理及生化改变

1.基本病变

主要有两大病理特征：一是黑质多巴胺能神经元及其他含色素的神经元大量变性丢失；二是在残留的神经元胞质内出现嗜酸性包涵体（路易小体），由细胞质蛋白质所组成的玻璃样团块，其中央有致密的核心，周围有细丝状晕圈。近年来有学者提出了帕金森发病的6个病理阶段，认为帕金森病的病理改变并非由中脑黑质开始，而是始于延髓运动神经背核、前嗅核等结构，随着疾病进展逐渐累及脑桥、中脑及新皮质。

2.生化改变

黑质多巴胺能神经元通过黑质-纹状体通路将多巴胺输送到纹状体，参与基底核的运动调节。由于帕金森病患者的黑质多巴胺能神经元显著变性丢失，黑质-纹状体多巴胺能通路变性，纹状体多巴胺递质水平显著降低，降低70%～80%或以上时则出现临床症状。多巴胺递质降低的程度与患者的症状严重度呈正相关。纹状体中多巴胺与乙酰胆碱两大递质系统的功能相互拮抗，两者之间的平衡对基底核运动功能起着重要调节作用。纹状体多巴胺水平显著降低，造成乙酰胆碱系统功能相对亢进。这种递质失衡与皮质-皮质环路活动紊乱和肌张力增高、动作减少等运动症状的产生密切相关。中脑-边缘系统和中脑-皮质系统的多巴胺水平的显著降低是智能减退、情感障碍等高级神经活动异常的生化基础。多巴胺替代治疗药物和抗胆碱能药物正是基于纠正这种递质失衡来治疗帕金森病。

四、临床表现

（一）运动症状

1.动作迟缓

以随意运动减少及动作缓慢为主，表现为启动困难，如起步和转身等，终止动作困难，协同运动减少。面部运动减少表现为表情缺乏，称为面具脸。患者运动时不能保持动作的正常幅度，表现为讲话声音小而含糊不清；书写时表现为字体弯弯曲曲，逐渐变小，称为写字过小征；手指的精细动作完成困难，如扣纽扣、系鞋带等，且容易疲劳。严重的运动迟缓患者卧床不起，连翻身都不能，被人们误解为"瘫痪"。

2.肌强直

几乎所有的患者都存在肌张力增高。其特点是伸、屈肌张力均增高，称为铅管样强直，如果患者合并震颤，在被动运动患者肢体时，在均匀一致阻力中出现间歇性松动现象，称为齿轮状强直。肌强直在四肢、躯干、颈面部均可受累。与锥体束损伤的肌张力增高有区别。

3.静止性震颤

震颤是因驱动肌和拮抗肌节律性交替收缩所致的异常运动。PD 的震颤属于节律为 4～8Hz 的静止性震颤。通常从一侧上肢开始，逐渐扩展至下肢和对侧上下肢。严重者可以累及头面部，出现头、下颌、口唇、舌及咽喉部的震颤。患者的震颤可以主观控制，肢体随意运动时可减轻或消失，但控制时间不能持久，解除控制后震颤加重。情绪激动和紧张时震颤加重，睡眠时完全消失。

4.姿势步态异常

姿势反射的重要作用是维持机体的平衡。PD 患者的姿势反射有障碍，出现立位和行走时的姿势异常。如头和躯体前倾，前臂内收，下肢髋、膝关节轻度屈曲的特殊姿势。行走时双上肢摆动减少或消失。步态障碍早期表现为行走缓慢，下肢拖曳。随着病情的发展，步伐更加变小变慢，起步困难，但一旦迈步后，便以极小的步伐向前冲，越走越快，不能及时停止或转弯，称为慌张步态。

（二）非运动症状

1.认知功能异常

认知功能下降程度从轻度至痴呆不等，随疾病进展而加重，最后发展为 PD 性痴呆。患者早期可出现视空间知觉障碍，随后记忆力下降，包括长时记忆及短时记忆。痴呆是认知障碍的最严重表现。PD 患者发生痴呆的危险因素依次是受教育的水平、运动障碍的严重性和年龄。PD 患者的智力障碍可能与额叶-纹状体的多巴胺环路破坏有关，因纹状体内多巴胺耗竭导致前额叶内多巴胺的耗竭所致。

2.情绪障碍及人格改变

抑郁常见于有明显运动迟缓和步态不稳的 PD 患者，少见于以震颤为主要症状者。焦虑、激惹等情绪障碍也很常见。人格改变是一种器质性精神病。疾病早期患者可能因肌肉强直、动作不灵活而变得容易激惹，甚至冲动、伤人毁物，也可变得自私、多疑、固执，晚期出现幼稚、欣快等。

3.睡眠障碍

睡眠障碍主要包括失眠、不宁腿综合征（RLS）和周期性肢体运动病（PLMS）。

4.自主神经功能障碍

患者常有大量出汗、皮脂溢出增多、涎液增多、体温增高、下肢水肿和食欲缺乏等。出汗可以只见于震颤同侧，有学者认为是肌肉活动增多所致。皮脂溢出增多最为常见，少数患者可有排尿不畅，可以发生动眼危象，胃肠道蠕动功能障碍引起顽固性便秘。

（三）左旋多巴长期治疗综合征

多数患者（约 75%）在服用左旋多巴制剂 2～5 年后，出现明显的以疗效衰退、症状波动及多动症为特征的并发症，称为左旋多巴长期治疗综合征。

1.运动波动

（1）晨僵：清晨第一次服药前出现明显的运动不能。

（2）剂末衰竭：每次服药后药效维持时间较以往缩短。

（3）不可预测的衰竭：对左旋多巴反应差，且不与服药时间有明显关联。

（4）开／关现象：可动的"开"状态和不可动的"关"状态间不可预测的波动。

（5）长时程波动：可持续数天至数周，包括经前期恶化，多见于早发型女性患者。

（6）后期戒断衰退：长期用左旋多巴后停用，虽然左旋多巴半衰期短，也会在戒断后出现明显的衰退，之后 2 周再次出现第二次戒断衰退。

2.异动症

绝大部分服用左旋多巴的患者会发生异动症，表现为舞蹈样运动，可累及肢体、口舌、颈、躯干，有时累及腹部；肌张力障碍和肌阵挛在有些患者中也很突出。常见的异动症类型如下。

（1）峰值期异动症：反映了纹状体多巴胺水平过高，多见于慢性左旋多巴治疗和病情严重者。

（2）早晨足部肌张力障碍：约 1/3 长期服用左旋多巴的患者发生。主要见于晨醒、首次服药前，可能与多巴胺受体刺激低水平有关。

（3）双相性异动症：见于服用一个常规剂量后，在转为"开"状态时出现异常不自主运动，然后疗效出现，在转为"关"状态时再次出现异常不自主运动。

五、辅助检查

（一）神经影像学

1.头部 MRI

MRI 显示蛛网膜下隙、脑沟增宽、脑室系统扩大等脑萎缩征象。

2.SPECT

将放射性核素（123 I-IBZM、131 I-IBZM、99 m Tc-TRODAT-1）作为特异性多巴胺受体或转运蛋白标记物，静脉注入患者体内，通过在基底核区域的放射活性与额叶、枕叶或小脑放射活性的比值，反映多巴胺受体或转运蛋白的数目和功能，来诊断早期 PD，但这种方法只能进行定量检测，不能帮助确诊是否为原发性帕金森病。

3.PET

与 SPECT 检查类似，运用示踪剂对多巴胺递质、多巴胺转运蛋白、多巴胺受体进行半定量检测。通过对纹状体局部葡萄糖代谢率的检测，可对 PD 进行早期诊断。

4.脑电图

PD 患者的脑电图无特异性改变。具有认知功能障碍的患者可出现慢波，出现频率增高。

（二）神经心理学评估

使用简易智力筛查量表（MMSE）、韦氏成人智力量表（WAIS）、韦氏成人记忆量表（WMS）了解患者脑认知功能的损害程度。使用汉密顿抑郁量表（HAMD）、抑郁自评量表（SDS）了解患者是否存在抑郁情绪。

六、诊断与鉴别诊断

（一）诊断

帕金森病的诊断主要依据发病年龄、病程、发病特点及临床表现综合判断。帕金森病的主要核心症状包括静止性震颤、运动迟缓、僵直和姿态不稳。结合隐匿起病，逐渐发展，症状不对称的临床发病特征，排除其他导致帕金森综合征的相关因素，同时用左旋多巴治疗有效，基本可以考虑帕金森病。中华医学会神经病学分会运动障碍及帕金森病学组帕金森病诊断标准。帕金森病的严重程度采用 H&Y 分级评估。

（二）鉴别诊断

1.进行性核上性麻痹（PSP）

累及中老年的神经系统变性疾病，以运动不能-肌强直为主要症状。①姿势不稳为 PSP 突出症状，约 50%患者 1 年内出现跌倒症状。②肌张力障碍以中轴症状明显，主要累及躯干伸肌和颈肌，患者表现躯干笔直、颈后仰，与 PD 屈曲样姿势相鉴别。③双眼核上性凝视障碍也是 PSP 的特征性改变，尤其是下视困难更具有诊断意义。④可出现自主神经功能障碍和小脑症状，早期可出现吞咽困难、构音障碍及认知功能障碍。⑤多数无静止性震颤。⑥对左旋多巴治疗无效。⑦头颅 MRI 可见中脑和第三脑室周围萎缩及四叠体变薄是本病的影像学特征。

2.多系统变性（MSA）

MAS 在临床上表现有帕金森综合征、自主神经功能障碍和小脑损害的症状。以帕金森综合征为主要表现的称为 MAS-P 型，以小脑损害为突出表现的为 MASC 型。多数 MSA 以运动不能—僵直为首发症状，少数以小脑症状为首发症状。有以下情况者需要确定或排除多系统变性：①疾病早期出现严重的反复发作的体位性眩晕和晕厥；②小便失禁或尿潴留；③男性性功能减退；④出现腱反射亢进或病理征等锥体系损害表现；⑤小脑共济失调和眼球震颤；⑥夜间睡眠性呼吸困难；⑦常有噩梦、情感释放等症状；⑧更重要的是对左旋多巴制剂治疗反应差。总之，多系统变性常于 50 岁以后发病，90%的患者有帕金森综合征，有锥体系、小脑和自主神经系统损害症状可资鉴别。

3.皮质基底核变性（CBD）

最突出的临床特征为非对称性锥体外系损害，常出现一侧上肢变笨，累及下肢则出现步态障碍，失用和异己肢体现象是 CBD 突出的临床现象。额叶皮质感觉损害、核上性共视障碍、肌阵挛和失语也是 CBD 的特征性表现。

4.路易体痴呆（DLB）

BLD 的特点是波动性认知功能障碍、帕金森综合征、视幻觉和跌倒。患者首先出现痴呆，然后逐渐出现帕金森综合征表现及颞、顶叶损害所致的认知功能障碍（包括记忆、语言和视空间觉障碍）。患者的症状往往有波动的特点。约 80%的患者有视幻觉等特点，与老年性痴呆不同。PD 患者后期也可合并痴呆，一般在运动障碍之后。表现为帕金森综合征的患者，如疾病早期出现认知功能障碍和与药物无关的视幻觉应警惕 DLB 的可能。反复跌倒、晕厥、短暂意识丧失、对神经安定药物敏感则更支持诊断。

5.症状性帕金森综合征

有明确病因可寻，如感染、药物、中毒、动脉硬化和外伤等。特点为：①脑炎后帕金森综合征，流行的甲型脑炎后常遗留帕金森综合征，目前已罕见；②药物或中毒性帕金森综合征，神经安定药（吩噻嗪类及丁酰苯类）、利血平、甲氧氯普胺、甲基多巴、氟桂利嗪等药物可诱发可逆性帕金森综合征，某些毒性物质如 MPTP、锰尘、二硫化碳也可引起帕金森综合征，或为严重一氧化碳中毒的后遗症，有用药或毒物接触史有助于鉴别；③动脉硬化性帕金森综合征，多发性脑梗死偶可致帕金森综合征，患者的高血压、动脉硬化及卒中史，以及假性延髓性麻痹、腱反射亢进、病理征等可资鉴别；④外伤后 PD，有明确头部外伤史，弥漫性轴索损伤或脑干损伤者多见，伴有不同程度的意识障碍。

6.特发性震颤（ET）

ET 起病隐匿，进展缓慢，震颤是唯一的临床症状，主要表现是姿势性震颤、运动性震颤或混合性震颤。常累及双侧肢体或头部。震颤频率为 6~12Hz。ET 与帕金森的病区别为：①震颤频率较 PD 震颤快；②激动或紧张时加重，静止时减轻或消失；③起病时多为双侧症状；④不伴有其他 PD 症状。

7.老年性震颤

震颤细而快，发病初期只见于随意运动时（动作性震颤），之后静止时也出现，多累及上肢，更多见于头部。无肌强直和肌无力症状。

七、治疗

（一）治疗原则

1.综合治疗

包括药物治疗、手术治疗、康复治疗、心理治疗等，其中药物治疗是首选且主要的治疗手段。但无论是药物还是手术，均只能改善症状，不能阻止病情的发展，更无法治愈。因此，治疗不能仅估计眼前，而不考虑将来。

2.用药原则

应坚持"剂量滴定""细水长流、不求全效"的用药原则；用药剂量应按"最小剂量达到满意效果"的原则；治疗既应遵循一般原则，又应强调个体化特点，不同患者的用药选择不仅要考虑病情特点，而且要考虑患者的年龄、职业、经济承受能力等因素。药物治疗的目标是延缓疾病进展、控制症状，并尽可能延长症状控制的年限，同时尽量减少药物的不良反应和并发症。

（二）药物治疗

1.常用药物

帕金森病药物治疗常用抗胆碱能药物和拟多巴胺类药物。抗胆碱药物主要通过抑制脑内乙酰胆碱的活性，提高多巴胺效益。拟多巴胺药物包括促进多巴胺释放药（金刚烷胺）、多巴胺替代药（左旋多巴）、多巴胺受体激动药（溴隐亭）和多巴胺增效药（恩托可朋）等。

2.保护性治疗

目的是延缓疾病的发展，改善患者的症状。原则上一旦诊断明确就应该尽早进行保护性治疗。主要药物是 MAO-B 抑制药。多巴胺受体激动药和辅酶 Q10 也可能具有神经保护作用。辅酶 Q10 1200mg／d 有明确的延缓疾病运动功能恶化的作用。

3.症状性治疗

（1）早期PD治疗（Hoehn-YahrI～II级）

1）何时开始用药：早期若病情未对患者造成心理或生理影响，应鼓励患者坚持工作，参加社会活动，可适当暂缓用药。若疾病影响患者的日常生活和工作能力，则应开始症状性治疗。

2）首选药物原则：老年前期（年龄＜65岁），且不伴认知障碍，可有如下选择。①DR激动药；②MAO-B抑制药，或加用维生素E；③复方左旋多巴＋COMT抑制药；④金刚烷胺和（或）抗胆碱能药，震颤明显而其他抗PD药物效果不佳时，选用抗胆碱能药；⑤复方左旋多巴，一般在①、②、④方案治疗效果不佳时加用。但如果出现认知功能障碍或需要显著改善运动症状，复方左旋多巴可作为首选。老年（年龄≥65岁）或伴认知障碍者，首选复方左旋多巴，必要时可加用DR激动药、MAO-B抑制药或COMT抑制药。尤其老年男性患者尽可能不用苯海索，除非是有严重震颤并影响日常生活能力的患者。

（2）中期PD治疗（Hoehn-YahrIII级）：若在早期阶段首选DR激动药、司来吉兰或金刚烷胺/抗胆碱能药治疗的患者，发展至中期时，症状改善往往不明显，此时应添加复方左旋多巴治疗；在早期首选低剂量复方左旋多巴治疗的患者，症状改善往往也不明显，此时应适当加大剂量或添加DR激动药、司来吉兰或金刚烷胺，或COMT抑制药。

（3）晚期PD治疗（Hoehn-YahrIV～V级）：晚期PD的临床表现极其复杂，由于疾病的进展和药物治疗效果的减弱，同时各种并发症的出现，治疗相对困难。一方面继续力求改善运动症状，另一方面处理运动并发症和非运动症状。因此，应结合病人具体情况及对治疗的反应制定个性化治疗方案。

4.运动并发症的诊断与治疗

中晚期帕金森病患者可出现运动并发症，包括症状波动和异动症。

（1）症状波动的治疗：症状波动疗效减弱、剂末现象和开关现象。其处理原则为：在应用复方左旋多巴的同时，首选增加半衰期长的DR激动药，或增加对纹状体产生持续性DA能刺激的COMT抑制药，或增加MAO-B抑制药；也可以维持总剂量不变，增加左旋多巴的次数，减少每次服药的计量；也可以改用控释片或缓释剂以延长左旋多巴的作用时间，但剂量要增加 20%～30%。避免饮食（含蛋白质）对左旋多巴吸收及通过血-脑屏障的影响，餐前 1h 或餐后 1.5h 服用，减少全天蛋白质摄入量或重新分配蛋白质饮食可能有效。严重"关"期患者可皮下注射阿扑吗啡。

（2）异动症的治疗：异动症包括双相异动症和肌张力障碍。其治疗首先考虑减少左旋多巴的用量。如果患者应用左旋多巴单药治疗，那么先考虑合用 DR 激动药，并逐渐减少左旋多巴剂量；也可加用 COMT 抑制药，但要注意加药后的头一两天异动症会加重，这时需要减少左旋多巴的用量。如果患者对左旋多巴的剂量变化很敏感，可以考虑应用水溶性制剂。最好停用控释片，避免累积效应。

5.非运动症状的治疗

（1）神经精神障碍的治疗：出现精神症状时，先停用最后应用的药物或首先考虑依次逐渐或停用如下抗 PD 药物，抗胆碱能药、金刚烷胺、司来吉兰、DR 激动药。若采用以上措施患者仍有症状，则将左旋多巴逐渐减量。如果药物调整效果不理想或必须以加重 PD 症状为代价，就要考虑对症处理。对于认知障碍和痴呆，可应用胆碱酯酶抑制药，如石杉碱甲、多奈哌齐、利斯的明或加兰他敏。对于幻觉和谵妄，可选用氯氮平、奥氮平等，因可能有骨髓抑制作用，应定时做血常规检查。对于抑郁，可考虑选择性 5-羟色胺再摄取抑制药（SSRI）。对于易激惹状态，劳拉西泮和地西泮比较有效。

（2）自主神经功能障碍的治疗：对于便秘，增加饮水量和含高纤维的食物对大部分患者有效，可考虑停用抗胆碱能药。乳果糖、龙荟丸、大黄片、番泻叶等治疗有效。有泌尿障碍的患者需减少晚餐后的摄水量，也可使用奥昔布宁、溴丙胺太林、托特罗定和莨菪碱等外周抗胆碱能药。直立性低血压患者应增加盐和水的摄入量；睡眠时抬高头位，不要平躺；可穿弹力裤；不要快速地从卧位起来；α-肾上腺素能激动药米多君治疗有效。

（3）睡眠障碍的治疗：失眠如果与夜间的 PD 症状相关，加用左旋多巴控释片、DR 激动药或 COMT 抑制药会有效。但如果是异动症引起的需将睡前服用的抗 PD 药物减量。如果患者正在服用司来吉兰或金刚烷胺，考虑减量或停用。特发性失眠患者可以选用短小的镇静催眠药。多数患者 DR 激动药治疗 RLS 和 PLMS 有效，增加睡前左旋多巴控释片的剂量也可奏效。其他治疗包括服用小剂量氯硝西泮。

左旋多巴试验：患者停药 12 小时以上，一次性口服左旋多巴 350mg，然后进行踏脚试验、僵直状态、手指拍击试验、震颤状态、手轮替试验、拇指对指试验、手臂运动试验及站-走-坐试验 8 项评测。其中除僵直、震颤按 0~4 级进行评级计分外，其余项目均记录时间。评测每隔 30 分钟进行 1 次，直至 300 分钟后，计算患者的症状改善率。

（三）外科治疗

帕金森病经内科治疗疗效减退，或出现相关并发症，病情发展至中晚期者，可考虑外科治疗。目前外科治疗帕金森病方法主要包括深部核团毁损术、深部脑刺激术（DBS）和细胞移植术。苍白球毁损术和丘脑底核毁损可减少 PD 患者的震颤、强直和动作迟缓症状，手术不良反应较多，包括出血、梗死、失声、认知功能障碍和步态紊乱。双侧毁损术不良反应更大，一般不予采用。DBS 相对于毁损术有一定优势，脑部损伤更少、效果可逆，刺激的强度、频率和持续时间均可调节，并可行双侧手术，是目前最主要的外科治疗方法。细胞移植术尚需进一步研究。外科治疗的原则是在合适的时机采用合适的手术方法对选择合适的 PD 患者进行治疗，可更好地改善 PD 症状，提高生活质量。

1.外科治疗的适应证

（1）原发性 PD：年龄一般不超过 75 岁；病程 5 年以上，以震颤为主，经规范药物治疗震颤改善不理想且震颤严重影响患者的生活质量，如患者强烈要求尽早手术以改善症状，经过评估后可放宽至病程已满 3 年以上。

（2）服用复方左旋多巴曾经有良好疗效。

（3）经过最佳药物治疗（足剂量，至少使用了复方左旋多巴和多巴胺受体激动药）。目前不能满意控制症状，疗效明显下降或出现了运动波动或异动症，影响生活质量或对药物不能耐受。

（4）病情严重程度："关"期 Hoehn-Yahr 2.5~4 期。

（5）除外痴呆和严重的精神疾病。

（6）患者及家属理解治疗过程及效果，知晓手术的益处和风险。

2.手术治疗禁忌证

（1）患者症状严重且可能增加手术并发症的其他急慢性疾病（如重度心肺疾病及控制不佳的高血压等）；患者年龄大于 75 岁。

（2）帕金森叠加综合征。

（3）患者有明显的认知功能障碍，且此认知障碍足以影响患者的日常生活能力（如社交、工作和药物服用等）。

（4）明显严重（难治性）抑郁、焦虑、精神分裂症等精神类疾病。

（5）明显医学共存疾病影响手术或生存期。

3.术式与靶点选择

主要包括核团毁损术及脑深部刺激术（DBS）。

（1）核团毁损术：丘脑毁损术常用于仅有震颤的患者，而对 PD 患者的强直和动作迟缓症状作用不大。苍白球毁损术和丘脑底核毁损术可减轻 PD 患者的震颤、强直和动作迟缓症状。苍白球毁损术的靶点在腹后外侧部分，单侧毁损能改善对侧的震颤和动作迟缓，但这仅见于对多巴胺反应良好的患者。手术不良反应包括出血、梗死、失声、认知功能障碍和步态紊乱。因为双侧毁损术不良反应较大，一般不予采用。丘脑底核团毁损术能改善 PD 患者的大部分运动症状。双侧丘脑底核团毁损术同时能减少药物用量，少见而严重的不良反应是不可逆的舞蹈症和投掷症。因为存在发生这种危险不良反应的可能，一般不采用此种手术。

（2）脑深部刺激术（DBS）：与毁损术相比，DBS 有许多毁损术无法比拟的优势。①只引起刺激电极周围窄小范围（2～3mm）内的神经结构的失活，创伤更小；②定向刺激靶点能对 PD 的症状产生特异的效果；③有丰富的脉宽、频率、电压及刺激点的组合方式供选用调整，可以达到最佳治疗效果，即使有不良反应，也能通过调整刺激参数使之最小化；④疗效更稳定持久。DBS 的应用使立体定向手术由破坏性向功能修复性目标过渡。正是由于上述优点，近年来 DBS 已广泛用于 PD 的治疗。

丘脑 DBS 和丘脑毁损术类似，能改善 PD 对侧的震颤症状。同样地，对动作迟缓这一晚期 PD 症状则无明显改善效果。

苍白球 DBS 的位点也是 GPi，但与毁损术不同，DBS 可行双侧手术，且比苍白球毁损术不良反应更少，并能改善强直、震颤、动作迟缓和异动症。能在左旋多巴"关"时期，改善震颤和动作迟缓症状，并能改善左旋多巴的"开"状态，主要是减少异动症。

STN 的 DBS 常用于双侧，对僵直、运动迟缓、震颤及中线症状均有显著效果，同时可显著减少多巴胺类药物的用量，因此 STN 被认为是 PD 手术理想的靶点，能明显改善几乎所有的 PD 症状。双侧 STN 的 DBS 改善 PD 症状明显好于单侧，并能改善多数中轴症状如翻身困难等，一些患者的言语及书写能力也有轻度改善。长期 STN 刺激可明显减少左旋多巴用量。STN 的 DBS 常见的不良反应有对侧肢体或面部抽搐、肢体麻木、凝视、异动，其他还有轻度的眼睑睁开困难及语言障碍等。双侧 STN 的 DBS 不会产生神经心理或认知方面的改变。能减少抗帕金森病药物的用量，改善 PD 患者的大部分运动症状。

4.治疗时机

PD 患者经 3～5 年的内科治疗，出现左旋多巴疗效下降或出现左旋多巴产生的运动并发症，Hoehn-Yahr 2.5～4 期，是进行 DBS 治疗的最佳时机。

5.手术过程

首先对患者局部麻醉，并安装立体定向头架。之后进行影像学（MRI 或 CT）检测，定位靶点（直接定位、间接定位）。再次对患者进行局部或全身麻醉，消毒、铺巾、钻孔进行立体定向靶点微电极记录、微刺激或宏刺激。而后置入刺激电极并测试。通过影像学辅助验证刺激电极位置，固定刺激电极并缝合创口。对患者进行全身麻醉或局部麻醉，术区消毒、铺巾，皮下囊袋及隧道制备。置入刺激器并与延伸导线连接，缝合创口。如进行核团毁损，微电极记录确定靶点后，更换毁损电极对靶点进行毁损，拔出电极，缝合伤口。

6.细胞移植治疗

细胞移植是一种从帕金森病的病理生理层面进行干预以取得疗效的治疗方法，在各种动物模型和临床研究中逐渐得到了证实。目前用于移植的细胞主要有胚胎干细胞、神经干细胞、间充质干细胞。胚胎干细胞的优势为具备无限增殖与分化的能力，但存在伦理学、来源缺乏等问题；理论上，神经干细胞在治疗中枢神经系统疾病中具有绝对的优势，但也存在取材困难、培养、纯化等问题；间充质干细胞在取材方便、来源广泛、免疫原性弱等方面优于神经干细胞，但目前掌握的研究资料不多，尚无充分的证据说明它是更理想的种子细胞。干细胞移植治疗帕金森病的基础研究和临床探索，揭示了一个令人鼓舞的崭新领域。临床实际应用还有待进一步研究。

第三节　肌张力障碍

肌张力障碍是一种常见的以肌肉持续收缩、扭转、重复运动和姿势异常为特点的运动障碍性疾病。以主动肌和拮抗肌收缩不协调或过度收缩引起的肌张力异常为特征。

一、病因及发病机制

原发性肌张力障碍多为散发，少数有家族史，呈常染色体显性或隐性遗传，或 X 染色体连锁遗传，多见于 7～15 岁儿童或少年。常染色体显性遗传的原发性扭转痉挛绝大部分是由于 DYT1 基因突变所致，该基因定位在 9q32～34，外显率为 30%～50%。多巴反应性肌张力障碍也是常染色体显性遗传。为三磷酸鸟苷环水解酶-1（GCH-1）基因突变所致。家族性局限性肌张力障碍，通常为常染色体显性遗传，外显率不完全。

继发性（症状性）肌张力障碍指有明确病因的肌张力障碍，病变部位包括纹状体、丘脑、蓝斑、脑干网状结构等处，见于感染（脑炎后）、变性病（肝豆状核变性、苍白球黑质红核色素变性、进行性核上性麻痹、家族性基底核钙化）、中毒（一氧化碳等）、代谢障碍（大脑类脂质沉积、核黄疸、甲状旁腺功能减退）、脑血管病、外伤、肿瘤、药物（吩噻嗪类及丁酰苯类神经安定药、左旋多巴、甲氧氯普胺）等。

发病机制不明，曾报道脑内某些部位的去甲肾上腺素、多巴胺和 5-羟色胺等递质浓度异常。可能存在额叶运动皮质的兴奋抑制通路异常，而导致皮质感觉运动整合功能障碍。

二、病理

原发性扭转痉挛可见非特异性的病理改变，包括壳核、丘脑及尾状核的小神经元变性死亡，基底核的脂质及脂色素增多。继发性扭转痉挛的病理学特征随原发病不同而异。痉挛性斜颈、Meige 综合征、书写痉挛和职业性痉挛等局限性肌张力障碍在病理上无特异性改变。

三、分型

肌张力障碍可根据发病年龄、临床表现、病因、遗传基础、药物反应等因素综合分类，临床常用如下分型。

（一）根据发病年龄分型

1.早发型

年龄≤26 岁，一般先出现下肢或上肢的症状，常进展累及身体其他部位。

2.晚发型

年龄＞26 岁，常先累及颜面、咽颈或上肢肌肉，倾向于保持其局灶性或有限累及邻近肌肉。

（二）根据症状分布分型

1.局灶型

单一部位肌群受累，如眼睑痉挛、书写痉挛、痉挛性构音障碍、痉挛性斜颈。

2.节段型

2 个或 2 个以上相邻部位肌群受累，如 Meige 综合征、轴性肌张力障碍。

3.多灶型

2 个以上非相邻部位肌群受累。

4.全身型

下肢与其他任何节段型肌张力障碍的组合，如扭转痉挛。

5.偏身型

半侧身体受累，一般都是继发性肌张力障碍，常为对侧半球，尤其是基底核损害所致。

（三）根据病因分型

1.原发性或特发性

肌张力障碍是临床上仅有的异常表现，没有已知病因或其他遗传变性病，如 DYT-1、DYT-2、DYT-4、DYT-6、DYT-7、DYT-13 型肌张力障碍。

2.肌张力障碍叠加

肌张力障碍是主要的临床表现之一，但与其他的运动障碍疾病有关，没有神经变性病的证据，如 DYT-3、DYT-5、DYT-11、DYT-12、DYT-14、DYT-15 型肌张力障碍。

3.遗传变性病

肌张力障碍是主要的临床表现之一，伴有一种遗传变性病的其他特征，如 Wilson 病、脊髓小脑性共济失调、亨廷顿舞蹈病、帕金森病等。

4.继发性或症状性

脑外伤、颅内感染、接触某些药物或化学毒物等。

四、临床特点

1.扭转痉挛

扭转痉挛指全身性扭转性肌张力障碍，又称畸形性肌张力障碍，临床上以四肢、躯干，甚至全身的剧烈而不随意的扭转运动和姿势异常为特征。按病因可分为原发性和继发性两个类型。

各年龄均可发病。儿童期起病者多有阳性家族史，症状常从一侧或两侧下肢开始，逐渐进展至广泛的不自主的扭转运动和姿势异常，导致严重的功能障碍。成年起病者多为散发，症状常从上肢或躯干开始，约20%的患者最终可发展为全身性肌张力障碍，一般不会严重致残。

早期表现为一侧或两侧下肢的轻度运动障碍，足呈内翻跖屈，行走时足跟不能着地，随后躯干和四肢发生不自主的扭转运动。最具特征性的是以躯干为轴的扭转或螺旋样运动。

常引起脊柱前凸、侧弯和骨盆倾斜。颈肌受累则出现痉挛性斜颈。面肌受累时出现挤眉弄眼、口舌歪斜、舌伸缩扭动等。肌张力在扭转运动时增高，扭转运动停止后则转为正常或减低。自主运动或精神紧张时扭转痉挛加重，睡眠时完全消失。

常染色体显性遗传者的家族成员中，可有多个同病成员或有多种顿挫型局限性症状，如眼睑痉挛、斜颈、书写痉挛、脊柱侧弯等症状，且多自上肢开始，可长期局限于起病部位，即使进展成全身型，症状亦较轻微。

2.Meige 综合征

本病主要表现为眼睑痉挛和口-下颌肌张力障碍，可分为 3 型：I型眼睑痉挛；II型眼睑痉挛合并口-下颌肌张力障碍；III型口-下颌肌张力障碍。II型为 Meige 综合征的完全型；I、III型为不完全型。临床上主要累及眼肌和口、下颌部肌肉。眼肌受累者表现为眼睑刺激感、眼干、畏光和瞬目频繁，后发展成不自主眼睑闭合，痉挛可持续数秒至数分钟。多数为双眼，少数由单眼起病，渐及双眼，影响读书、行走，甚至导致功能性"失明"。眼睑痉挛常在精神紧张、强光照射、阅读、注视时加重，在讲话、唱歌、张口、咀嚼、笑时减轻，睡眠时消失。口、下颌肌受累者表现为张口闭口、撇嘴、咧嘴、缩唇、伸舌扭舌、龇牙、咬牙等。严重者可使下颌脱位，牙齿磨损甚至脱落，撕裂牙龈，咬掉舌和下唇，影响发声和吞咽。痉挛常由讲话、咀嚼触发，触摸下巴、压迫颌下部时减轻，睡眠时消失。

3.痉挛性斜颈

本病多发于 30～50 岁，也可发生于儿童或老年人，男女比例为 1∶2。因为胸锁乳突肌、斜方肌为主的颈部肌肉群阵发性不自主收缩，引起头向一侧扭转或阵挛性倾斜。早期表现为周期性头向一侧转动或前倾、后仰，后期头常固定于某一异常姿势。受累肌肉常有痛感，也可见肌肉肥大，可因情绪激动而加重，手托下颌、面部或枕部时减轻，睡眠时消失。

4.手足徐动症

本病也称指痉症或易变性痉挛，是肢体远端为主的缓慢弯曲的蠕动样不自主运动，极缓慢的手足徐动导致姿势异常与扭转痉挛颇相似，后者主要侵犯肢体近端、颈肌和躯干肌，典型表现为以躯干为轴扭转。

5.书写痉挛和其他职业性痉挛

本病指在执行书写、弹钢琴、打字等职业动作时手和前臂出现的肌张力障碍和异常姿势，患者常需用另一手替代，而做与此无关的其他动作时则为正常。患者书写时手臂僵硬，握笔如握匕首，肘部不自主地向外弓形抬起，腕和手弯曲，手掌面向侧面，笔和纸几乎呈平行状态。

6.多巴反应性肌张力障碍

本病又称伴有明显昼间波动的遗传性肌张力障碍。多见于儿童期发病，女性多见，男女之比为1∶（2～4）。本病缓慢起病，通常首发于下肢，表现为上肢或下肢的肌张力障碍和异常姿势或步态，步态表现为腿僵直、足屈曲或外翻，严重者可累及颈部。肌张力障碍也可合并运动迟缓、齿轮样肌强直、姿势反射障碍等帕金森综合征的表现。症状具有昼间波动，一般在早晨或午后症状轻微，运动后或晚间加重。此种现象随年龄增长会变得不明显，一般在起病后20年内病情进展明显，20～30年趋于缓和，至40年病情几乎稳定。对小剂量左旋多巴有明确和持久性反应是其显著性临床特征。长期服用左旋多巴无须增加剂量，且不会出现左旋多巴的运动并发症。

7.发作性运动障碍

本病表现为突然出现且反复发作的运动障碍（可有肌张力障碍型或舞蹈手足徐动症型），发作间期患者运动正常。根据病因、诱发因素、临床症状、发作时间可分为4类：①发作性运动诱发性运动障碍，突然从静止到运动或改变运动形式诱发；②发作性过度运动诱发性运动障碍，在长时间运动后发生，如跑步、游泳等；③发作性非运动诱发性运动障碍，自发发生，或可因饮用酒、茶、咖啡或饥饿、疲劳等诱发；④睡眠诱发性发作性运动障碍，在睡眠中发生。

五、诊断

肌张力障碍的诊断可分为3步：①明确是否有肌张力障碍；②明确是原发性还是继发性；③明确肌张力障碍的病因。

肌张力障碍是一种具有特殊表现形式的不自主运动，多以异常的表情姿势和不自主的变换动作而引人注目。肌张力障碍所累及肌肉的范围和肌肉收缩强度变化很大，因而临床表现各异。但某些特征性表现有助于与其他形式的运动障碍相鉴别，主要有以下几点。

（1）肌张力障碍时不自主运动的速度可快可慢，可以不规则或有节律，但在收缩的顶峰状态有短时持续，呈现为一种奇异动作或特殊姿势。

（2）不自主动作易累及头颈部肌肉（如眼轮匝肌、口轮匝肌、胸锁乳突肌、头颈夹肌等），躯干肌，肢体的旋前肌、指腕屈肌、趾伸肌和跖屈肌等。

（3）发作间歇时间不定，但异常运动的方向及模式几乎不变，受累的肌群较为固定，肌力不受影响。

（4）不自主动作在随意运动时加重，在休息睡眠时减轻或消失，可呈进行性加重，晚期症状持续，受累肌群广泛，可呈固定扭曲痉挛畸形。

（5）病程早期可因某种感觉刺激而使症状意外改善，被称为"感觉诡计"。

（6）症状常因精神紧张、生气、疲劳而加重。

肌张力障碍这种异常运动的持续性、模式化、特定条件下加重的特点使其有别于肌阵挛时单一、电击样的抽动样收缩，也不同于舞蹈症变换多姿、非持续性的收缩。震颤显然不同于肌张力障碍，但姿势性震颤可能是特发性肌张力障碍的一种表现（肌张力障碍性震颤）形式，特发性肌张力障碍患者及其家族成员常伴有姿势性震颤；特发性震颤也是发生肌张力障碍的高危人群。实际上肌张力障碍的临床诊断和分类仍主要依赖详细的病史询问和体格检查，尤其是患者充分暴露于各种加重诱因时对不自主运动的动态观察和记录。

六、鉴别诊断

1.精神心理障碍引起的肌张力障碍

其特点为肌张力障碍常与感觉不适同时出现，固定姿势，没有"感觉诡计"效用，无人观察时好转，心理治疗、自我放松及明确疾病性质后可好转甚至痊愈。

2.器质性假性肌张力障碍

眼部感染、干眼症和眼睑下垂应与眼睑痉挛相鉴别；牙关紧闭或颞下颌关节病变应与口-下颌肌张力障碍相鉴别；颈椎骨关节畸形，外伤、疼痛或眩晕所致强迫头位、先天性颈肌力量不对称或第Ⅳ对脑神经麻痹所形成的代偿性姿势等应与痉挛性斜颈相鉴别。其他需要鉴别的还有僵人综合征、颅后窝肿瘤、脊髓空洞症、裂孔疝-斜颈综合征等所表现的不正常姿势或动作。

七、治疗

（一）一般支持治疗

首先要进行心理治疗，充分与患者及家属沟通，使之理解疾病的性质，建立对疗效的合理预期。加强心理疏导，避免焦虑、紧张、情绪波动，提高自我控制能力。多种感觉训练方法对局灶性肌张力障碍患者有益。生物反馈治疗、脊髓刺激治疗也有助于减轻症状，改善功能。特殊生活技能训练，佩戴墨镜、眼镜支架或颈托，使用矫形器械等可能有助于某些患者的症状改善，并减轻致残程度。

（二）病因治疗

明确病因，对长期、从根本上治疗肌张力障碍最为关键，目前仅对一些症状性肌张力障碍采用特异性治疗。与 Wilson 病相关的肌张力障碍综合征可用青霉胺或硫酸锌促进铜盐排泄，多巴反应性肌张力障碍可用左旋多巴替代治疗，药物诱发的患者可及时停药并应用拮抗药治疗，由精神抑制药引起的急性肌张力障碍主要使用抗胆碱制剂，裂孔疝-斜颈综合征在胃部手术及病因治疗后斜颈及异常运动可完全消失。

（三）药物治疗

多数口服药物作用轻微或短暂，加大剂量时运动症状可有改善，但易出现患者不能耐受的全身不良反应，如嗜睡、反应迟钝、口干、胃肠道不适、情绪异常等。

1.抗胆碱能药物

包括苯海索、普罗吩胺、苯扎托品等。苯海索可用于全身和节段型肌张力障碍，对儿童和青少年可能更为适宜。对长期应用抗精神病药物所致的迟发型肌张力障碍，抗胆碱能制剂常有较好疗效。对抗精神病药物、甲氧氯普胺等引起的急性肌张力障碍，主要也使用抗胆碱能制剂。

2.抗癫痫药

包括苯二氮䓬类、卡马西平、苯妥英钠等，主要对发作性运动性肌张力障碍有效。

3.抗多巴胺类药物

有Ⅳ级证据的研究报道应用经典抗精神病药如氟哌啶醇或匹莫齐特可缓解肌张力障碍的症状。

4.多巴胺类药物

包括左旋多巴及多巴胺受体激动药，包括复方左旋多巴等。儿童期发病，全身及节段型肌张力障碍的患者，治疗首选左旋多巴；从小剂量开始，50～75mg／d，必要时逐渐加量，试用4～12周无效后撤药，以排除 DRD 的诊断。DRD 典型表现为对小剂量左旋多巴有显著且长久的疗效。

5.肌松药

巴氯芬对部分口-下颌等局灶或节段型肌张力障碍可能有效，尚缺乏足够的循证医学证据评价。

（四）肉毒毒素治疗

A 型肉毒毒素注射可引起局部的化学性去神经支配作用，可迅速消除或缓解肌肉痉挛，重建主动肌与拮抗肌之间的力量平衡，改善肌肉异常或过度收缩相关的疼痛、震颤、姿势异常、运动障碍等表现，明显提高患者的生活质量，故成为治疗肌张力障碍的有效手段。

（五）鞘内注射巴氯芬

应用于严重的全身型肌张力障碍，特别是伴有严重痉挛状态的患者。手术本身风险不大，但需要更换药泵和随访，存在药物相关的不良反应、感染和长期使用装置故障等问题。目前应用这种方法治疗原发性肌张力障碍证据不足。对于继发性肌张力障碍合并痉挛状态的患者可以试用。

（六）外科治疗

1.脑深部电刺激术 DBS

对苍白球内侧部 GPi 或丘脑持续电刺激已应用于各种肌张力障碍的治疗，主要是药物治疗无效的患者。继发性肌张力障碍的改善不如原发性肌张力障碍。通常，DBS 置入后肌张力障碍性动作（迅速、肌阵挛和震颤样特征）可能在术后即刻或数小时至数日内改善，而肌张力障碍性姿势（强直样特征）一般要经过数周至数月才能延迟改善。原发性（家族性或散发性)全身型或节段型肌张力障碍和难治性痉挛性斜颈是苍白球 DBS 的最佳适应证。

2.选择性外周神经和肌肉切除

药物治疗或反复肉毒毒素注射没有反应的痉挛性斜颈患者，必要时可以附加肌肉切除术。合并显著的肌张力障碍性动作（迅速、肌阵挛样特征）或合并头部震颤者不适合这种治疗。

3.射频毁损

单侧或双侧丘脑或苍白球立体定向射频消融一直是严重和难治性肌张力障碍首选的外科治疗方法，但只有少量数据可用来比较丘脑毁损术和苍白球毁损术的疗效。由于双侧射频消融手术出现严重不良反应的风险较高，目前不再推荐。

第四节　特发性震颤

特发性震颤（ET）是一种以上肢远端的姿势性或动作性震颤为特点的运动障碍性疾病，可伴有头部、口面部或声音震颤，30%～50%的患者有家族史，呈不完全常染色体显性遗传。有研究显示，ET 的发病年龄可能有两个高峰，40 岁之前占 42.2%，60 岁之后占 57.8%。

一、临床特点

（1）ET 以 4～12Hz 的姿势性或动作性震颤为主要特征，多数发生于手和前臂，也可累及头部（如颈部）、下肢、声音等，偶尔累及舌、面部、躯干等部位。震颤可以同时累及多个部位（如前臂和头部）。日常活动如书写、倒水、进食等可加重震颤，多数患者饮酒后症状减轻。随着病程的进展，震颤频率下降，而幅度增加，导致较为严重的功能障碍。震颤累及部位可逐渐增多，一般在上肢受累后数年出现头部震颤，躯干和下肢通常最晚累及。

（2）病情严重患者随着震颤幅度的加大而出现明显的功能障碍，如无法完成正常书写、无法当众讲话，甚至不能独立进食和穿衣，严重影响患者的社会活动、工作能力和日常生活能力。此外还有研究发现，ET 患者也可以出现小脑症状如共济失调、辨距不良及认知功能损害等。

二、临床分级

（1）0 级：无震颤。

（2）1 级：轻微，震颤不易察觉。

（3）2 级：中度，震颤幅度＜2cm，非致残。

（4）3 级：明显，震颤幅度在 2～4cm，部分致残。

（5）4 级：严重，震颤幅度超过 4cm，致残。

三、诊断

（一）核心诊断标准

（1）双手及前臂明显且持续的姿势性和（或）动作性震颤。

（2）不伴有其他神经系统体征（齿轮现象和 Froment 征除外）。

（3）可仅有头部震颤，但不伴有肌张力障碍。

（二）支持诊断标准

（1）病程超过 3 年。

（2）有阳性家族史。

（3）饮酒后震颤减轻。

（三）排除标准

（1）存在引起生理亢进性震颤的因素。

（2）正在或近期使用过致震颤药物或处于撤药期。

（3）起病前 3 个月内有神经系统外伤史。

（4）有精神性（心理性）震颤的病史或临床证据。

（5）突然起病或病情呈阶梯式进展恶化。

四、鉴别诊断

主要与其他具有震颤表现的运动障碍性疾病相鉴别。

1.帕金森病震颤

主要为静止性震颤，可合并动作性震颤，手部搓丸样震颤和下肢静止性震颤是帕金森病的典型表现。除震颤外，帕金森病患者常伴有动作迟缓、肌强直、姿势步态异常等。

2.小脑性震颤

主要为上肢和下肢的意向性震颤，常伴有小脑的其他体征，如共济失调、轮替运动异常、辨距不良等。

3.精神心理性震颤

多在有某些精神因素，如焦虑、紧张、恐惧时出现，与 ET 相比，其频率较快（8～12Hz），但幅度较小，有相应的心理学特点，去除诱发因素症状即可消失。

五、治疗

（一）治疗原则

（1）轻度震颤无须治疗。

（2）轻到中度患者由于工作或社交需要，可选择事前 30 分钟服药以间歇性减轻症状。

（3）影响日常生活和工作的中到重度震颤，需要药物治疗。

（4）药物难治性重症患者可考虑手术治疗。

（5）头部或声音震颤患者可选择 A 型肉毒毒素注射治疗。

（二）药物治疗

治疗 ET 的药物分为一线、二线和三线用药。其中一线用药有普萘洛尔、阿罗洛尔、扑米酮；二线药物有加巴喷丁、托吡酯、阿普唑仑、阿替洛尔、索他洛尔、氯硝西泮；三线用药有氯氮平、纳多洛尔、尼莫地平、A 型肉毒毒素。普萘洛尔、阿罗洛尔和扑米酮是治疗 ET 的首选初始用药，当单药治疗无效时可联合应用；A 型肉毒毒素多点肌内注射可能对头部或声音震颤患者有效。

（三）手术治疗

非手术治疗无效者，或药物治疗虽有效但其不良反应严重以至于患者无法承受者可考虑手术治疗。手术靶点为丘脑腹中间核（Vim），有效率可达 80%～90%，主要改善肢体震颤，但双侧丘脑底核毁损术易出现构音障碍和认知功能障碍，应慎重使用。以 Vim 为靶点的 DBS 治疗若患者出现刺激耐受，或伴有感觉异常、构音障碍、多汗、局部疼痛等，可考虑更换靶点为 STN，但也可能存在复视、情绪改变和不宁腿综合征等不良反应。

第五节　三叉神经痛

三叉神经痛属于神经根性疼痛，多见于中老年人，是颜面部的反复发作性疼痛。病因明确者（如该神经根近脑干段受异常血管压迫或肿瘤、多发性硬化、蛛网膜粘连、带状疱疹后）称继发性三叉神经痛，原因不明则称原发性三叉神经痛。临床多以血管压迫为常见病因。

一、诊断标准

1.临床表现

（1）疼痛：局限于感觉根分布区，多以单侧牙痛或颜面、下颌鼻旁疼痛起病。

（2）在三叉神经 1 支或多支的分布区呈刀割样、电击或烧灼样剧烈疼痛。突发而持续数秒或数分钟后骤停，或伴发同侧流涎、流泪，面肌反射性痉挛。

（3）疼痛区常有扳机点，因洗脸、刷牙、进餐、说话等机械性因素而诱发疼痛发作。

2.辅助检查

头部 CT 和 MRI 检查可以明确病因。

二、治疗原则

1.非手术治疗

（1）药物治疗。

1）卡马西平 0.1～0.2g，每日 2～3 次，口服。

2）苯妥英钠 0.1g，每日 3 次，口服。

3）野木瓜片 3～4 片，每日 3 次，口服。

（2）经皮穿刺三叉神经周围支封闭术，使用无水乙醇、甘油或石炭酸阻滞。

（3）经皮穿刺三叉神经根射频损毁术，三叉神经半月节热疗（60～75℃，30～60 秒）。

2.手术治疗

（1）经耳后枕下入路：探查三叉神经根近脑干端，如有血管压迫，则行微血管减压术。如无血管压迫，则行感觉根切断术。

（2）经颞下三叉神经感觉根切断术。

（3）三叉神经脊髓束切断术。

（4）三叉神经根岩骨段 Y 刀治疗。

（5）对继发性三叉神经痛应采取病因治疗。

第六节 舌咽神经痛

舌咽神经痛是指舌咽神经分布区的阵发性剧痛，病因常为舌咽神经根近脑干段受血管刺激、肿瘤压迫等。

一、诊断标准

1.临床表现

（1）疼痛：发作突然，起于一侧舌根部、扁桃体区、咽后壁，呈刀割样、烧灼状剧痛，尚可向外耳道、耳后区或颈部放射。持续数秒，呈间歇性发作。

（2）扳机点：舌根部、扁桃体区、咽喉部可有疼痛扳机点，常因进食、吞咽、说话等机械性动作而诱发。

（3）偶见疼痛发作时伴晕厥、抽搐及心脏骤停。

（4）用 4%丁卡因喷射咽后壁或扁桃体区，如疼痛减轻可与三叉神经痛下颌支痛相鉴别。

2.辅助检查

头部 CT 和 MRI 检查可以明确病因。

二、治疗原则

1.药物治疗

（1）卡马西平 0.1～0.2g，每日 2～3 次，口服。

（2）苯妥英钠 0.1g，每日 3 次，口服。

2.手术治疗

药物治疗无效者或愿意首选手术者，可考虑如下手术。

（1）经颅后窝探查：如发现有血管压迫，可行微血管减压。

（2）经枕下入路：舌咽神经根切断术。

3.病因治疗

查明肿瘤者行肿瘤切除，同时行舌咽神经根切断术。

第四章 脑血管疾病

第一节 颅内动脉瘤

颅内动脉瘤是脑动脉的局限性异常扩大，以囊性动脉瘤最为常见，其他还有梭形动脉瘤、夹层动脉瘤等。颅内动脉瘤是自发性蛛网膜下腔出血（SAH）最常见的原因。

一、诊断标准

1.临床表现

（1）出血症状：动脉瘤破裂引起蛛网膜下腔出血、脑内出血、脑室内出血或硬脑膜下腔出血。突发剧烈头痛是最常见的症状，见于 97% 的患者。通常伴呕吐、意识障碍，甚至呼吸骤停、晕厥、颈部及腰部疼痛（脑膜刺激征）、畏光。如果有意识丧失，患者可能很快恢复神志。本病可伴发局灶性脑神经功能障碍，如动眼神经麻痹，导致复视和（或）上睑下垂，出血随脑脊液沿蛛网膜下隙向下流动，刺激腰神经根引起腰背部疼痛。

（2）体征。

1）脑膜刺激征：颈强直（特别是屈曲时）常发生于出血后 6～24 小时。

2）高血压。

3）局灶性神经功能丧失：如动眼神经麻痹、偏瘫等。

4）意识状态变差。

5）眼底出血。

目前已有许多种关于 SAH 分级标准，临床常用的是 Hunt 分级和 Hess 分级。修订的分级增加以下内容：0 级，未破裂动脉瘤；Ia 级，无急性脑膜 / 脑反应，但有固定的神经功能缺失。

（3）局灶症状：即非出血症状，如动脉瘤体积缓慢增大，压迫邻近神经，也可出现相应的神经功能缺损症状。

1）视神经症状：如视力下降、视野缺损和视神经萎缩等。

2）动眼神经麻痹：常见的为一侧动眼神经麻痹。

3）海绵窦综合征。

4）癫痫。

（4）脑血管痉挛：脑血管痉挛分为早期血管痉挛和迟发性血管痉挛。早期血管痉挛，发生于出血数小时之内，也称即刻脑血管痉挛，多因机械性反应性因素引起，表现为出现后意识障碍、出血量不大，但呼吸突然停止、四肢瘫痪或截瘫。迟发性脑血管痉挛发生于 SAH 的 4～5 天以后，也称为迟发性缺血性神经功能缺失（DIND）或症状性血管痉挛，是 SAH 后病情加重的原因之一。临床特征表现为精神混乱或意识障碍加深，伴局灶性神经功能缺损（语言或运动）。症状通常缓慢发生，包括头痛加重、昏睡、脑膜刺激征和局灶性神经体征，可出现以下临床综合征。

1）大脑前动脉综合征：以额叶症状为主，可表现为意识丧失、握持／吸吮反射、尿失禁、嗜睡、迟缓、精神错乱、低语等。双侧大脑前动脉分布区梗死通常由于大脑前动脉瘤破裂后血管痉挛引起。

2）大脑中动脉综合征：表现为偏瘫、单瘫、失语（或非优势半球失认）等。

迟发性血管痉挛诊断是在排除其他原因的基础上获得的，单凭临床表现较难确诊，可行 TCD 或 TCI 检查协助诊断；必要时可行 3D-CTA 和 DSA 明确诊断。

2.辅助检查

包括 SAH 和脑动脉瘤两个方面的评估诊断。

（1）头部 CT：是诊断 SAH 的首选检查，也可对脑动脉瘤的某些方面作初步评估。通过颅脑 CT 扫描还可评定以下方面。

1）脑室大小：21%动脉瘤破裂患者立即发生脑积水。

2）颅内血肿：有占位效应的脑内血肿或大量硬脑膜下血肿。

3）脑梗死。

4）出血量：脑池、脑沟中出血量多少是预测血管痉挛严重程度的因素。

5）部分患者可以通过头部 CT 检查初步预测动脉瘤的位置。

此外，CTA，尤其是 3D-CTA 对诊断脑动脉瘤有较大参考价值，在急诊时可作为首选检查方法。

（2）腰椎穿刺：SAH 最敏感的检查方法，但目前已不常用。可出现假阳性，例如穿刺损伤。脑脊液检验阳性表现包括压力升高，脑脊液为无血凝块的血性液体，连续几管不变清。

（3）数字减影脑血管造影：数字减影脑血管造影（DSA）是诊断颅内动脉瘤的"金标准"，大部分患者可显示出动脉瘤的部位、大小、形态、有无多发动脉瘤，脑血管造影还可以显示是否存在血管痉挛及其程度。

脑血管造影的一般原则如下。

1）首先检查高度怀疑的血管，以防患者病情改变，而不得不停止操作。

2）即使动脉瘤已经显现，建议继续完成全脑血管（4 根血管：双侧颈内动脉和双侧椎动脉）造影，以确诊有无多发动脉瘤并且评价侧支循环状况。

3）如确诊有动脉瘤或者怀疑有动脉瘤，应摄取更多的位像以帮助判断和描述动脉瘤颈的指向。

4）如果未发现动脉瘤，在确定血管造影阴性之前，建议如下。

使双侧小脑后下动脉起始部显影：1%～2%动脉瘤发生在 PICA 起始部。如果有足够的血流返流到对侧椎动脉，通过一侧椎动脉注射双侧 PICA 通常可以显影，除了偶尔观察对侧 PICA 的返流，还需要观察对侧椎动脉情况。

颈内动脉交叉造影，了解脑内前后交通动脉及侧支循环情况，即在照汤氏位相时，可通过一侧颈内动脉注入造影剂，压迫对侧颈内动脉，使造影剂通过前交通动脉使对侧颈内动脉显影；在照侧位相时，通过一侧椎动脉注入造影剂，压迫任一侧颈内动脉，使颈内动脉系统显影。

（4）头部 MRI：最初 24～48 小时内不敏感（正铁血红蛋白含量少），尤其是薄层出血。4～7 日后敏感性提高（对于亚急性到远期 SAH，10～20 日以上，效果极佳）。对于确定多发动脉瘤中的出血来源有一定帮助，并可发现以前陈旧出血的迹象。MRA 作为无创检查对诊断脑动脉瘤有一定参考价值，可作为辅助诊断方法之一。

二、治疗原则

1.病因治疗

治疗颅内动脉瘤的关键是病因治疗，即针对颅内动脉瘤的手术或血管内栓塞的病因进行治疗，其次为 SAH 及其并发症的对症治疗。动脉瘤的治疗取决于患者的身体状况、动脉瘤的大小及其解剖位置、外科医师的手术处理能力及手术室的设备水平等。对于大多破裂的动脉瘤而言，最佳的治疗是手术夹闭动脉瘤颈或行血管内栓塞动脉瘤腔，使之排除于循环外而不闭塞正常血管，从而阻止动脉瘤再出血和增大。

对于因蛛网膜下腔出血急诊入院的患者，应及时向家属交代，患者在住院期间随时可能因动脉瘤再次破裂出血而死亡的危险性。

2.术前处理

（1）患者绝对卧床，有条件者在 ICU 观察。

（2）观察神志、血压、脉搏、呼吸。

（3）给予镇静（地西泮等）、止血（6-氨基己酸等）、脱水、激素、通便药物（果导、番泻叶）等；同时预防性给予抗癫痫药物，并保持有效血药浓度；钙离子拮抗剂（尼莫地平等）。对于高血压患者应用降压药。

3.手术适应证

对无明显手术禁忌证的患者均可行开颅手术夹闭动脉瘤。某些病例也可采用血管内介入治疗（详见后文）。

颅内动脉瘤手术依据手术时间可分为早期手术（SAH 后 6～96 小时内）和晚期手术（SAH 后 10～14 日以上）。在 SAH 后的 4～10 日（血管痉挛期）手术效果较差，不如早期或晚期手术效果好。

4.手术方式

（1）夹闭（切除）术：开颅手术中利用动脉瘤夹直接夹闭动脉瘤的颈部，使其与脑循环隔离，是最为理想的治疗方法。前循环和基底动脉顶端的动脉瘤一般采用翼点入路，经侧裂暴露、夹闭动脉瘤。

（2）包裹或加固动脉瘤：对于无法夹闭的脑动脉瘤，可以考虑使用加固材料加固动脉瘤壁，尽可能地阻止动脉瘤再出血。目前临床常用的加固材料是自体肌肉，其他还包括棉花或棉布、可塑性树脂或其他多聚物、Teflon 和纤维蛋白胶等。

（3）孤立术：通过手术（结扎或用动脉瘤夹闭塞）或结合球囊栓塞的方法有效阻断动脉瘤的近端和远端动脉，使其孤立。

（4）近端结扎：是指夹闭或结扎动脉瘤的输入动脉，是一种间接的手术方法。分急性和慢性结扎两种。近端结扎可能增加血栓栓塞和对侧动脉瘤形成的危险，仅作为直接手术的一种替代方法。

5.血管内栓塞治疗动脉瘤

通过微导管技术将一定的栓塞材料放置在颅内动脉瘤腔内，达到闭塞动脉瘤的目的。

（1）主要方法

1）各类可脱性弹簧圈：通过向动脉瘤腔内放置电解、水解可脱性铂金弹簧圈，闭塞动脉瘤囊腔，从而达到闭塞动脉瘤和防止动脉瘤破裂（或再破裂）出血的目的。宽颈动脉瘤可采用支架＋弹簧圈或球囊辅助技术（R-T 技术）达到闭塞动脉瘤的目的。

2）球囊：通过导管将球囊送入载瘤动脉闭塞载瘤动脉，来孤立动脉瘤，使其形成血栓而达到治疗目的。

3）非黏附性液体栓塞剂：适用于颈内动脉虹吸部巨大动脉瘤的治疗。

4）带膜支架：适用于眼动脉起点近端颈内动脉动脉瘤。

（2）适应证：一般脑动脉前、后循环，尤其是后循环任何部位的动脉瘤均是血管内治疗的适应证，但对巨大动脉瘤其完全闭塞率较低。尤其适用于手术夹闭困难或夹闭失败的动脉瘤、老年患者或身体状况不能很好耐受手术者、宽颈的动脉瘤，复杂动脉瘤（如后循环动脉瘤、梭形动脉瘤和巨大动脉瘤等）、夹层动脉瘤及假性动脉瘤。

（3）并发症：术中动脉瘤破裂出血；材料脱落导致远端栓塞；血管痉挛；血栓形成；动脉瘤闭塞不全，术后动脉瘤可能再生、增大和再出血等。

6.术中及术后处理

（1）开颅前 30 分钟应用抗生素、激素和抗癫痫药物。手术后当日注意控制血压。防止脑血管痉挛及脑梗死，可应用尼莫地平等药物，一般用药 7～10 天。

（2）手术后均应复查脑血管造影，确定动脉瘤夹闭情况。

（3）出院医嘱：一般出院休息 3 个月后门诊复查。手术前有癫痫发作的患者，术后服用抗癫痫药，通过监测血药浓度指导用药。患者无癫痫发作 6～12 个月后可逐渐减（停）药。

7.SAH 的治疗

一般性治疗如下。

（1）卧床休息：床头抬高 15°，减少外界刺激，限制探视，禁止噪声。

（2）神志和生命体征（包括心律）监测。

（3）24 小时尿量监测：留置尿管的指征包括 Hunt-Hess 分级Ⅲ级和Ⅲ级以上（除外情况好的Ⅲ级患者）；可能有脑性耗盐（CSW）或抗利尿激素分泌不当（SIADH）患者；血流动力学不稳定患者。

（4）昏迷或呼吸道不通畅的患者（如哮喘）应进行气管内插管或气管切开；同时监测血气分析，必要时给予呼吸机辅助通气。

（5）饮食：如果准备早期手术应禁食水；如果不考虑早期手术，对于清醒患者建议清淡饮食，而伴有意识障碍者早期可禁食，后期给予静脉营养或鼻饲饮食。

（6）预防深静脉血栓和肺梗死：可使用弹力袜等。

（7）补液。

（8）吸氧。

（9）血压和容量控制：应进行动脉压监测，必须避免血压过高以减少再出血的危险。

但低血压会加重缺血，也应该避免。理想的血压控制水平仍存在争议。必须考虑到患者的基础血压水平，袖带测量收缩压 120～150mm Hg 可作为临床的一个指导标准。应用血管扩张剂降低血压时，理论上可以增加未夹闭动脉瘤破裂的危险。对于不安全（未夹闭）的动脉瘤，轻度扩容和血液稀释，以及略微升高血压有助于防止或减少血管痉挛及脑性耗盐。对于夹闭的动脉瘤，可应用积极的扩容和提高血流动力的治疗（"3H"治疗）。

第二节　脑动静脉畸形

脑动静脉畸形（AVM）是脑血管畸形中的一个主要类型，其产生是由于胚胎期脑原始动脉及静脉并行，紧密相连，中间隔以两层血管内皮细胞。如两者之间形成瘘道，血液就直接从动脉流入静脉，形成血流短路，而引起脑血流动力学改变。显微镜下畸形组织呈一大堆较成熟的大小不等的血管结构，其间夹杂有硬化的脑组织。

一、诊断标准

1.临床表现

（1）头痛：多数患者主要症状为长期头痛，常为偏头痛样，但部位并不固定而且与病变的定位无关。当畸形出血时，头痛加剧，且伴有呕吐。

（2）癫痫：1／3 以上的患者以癫痫发作起病，多呈局限性抽搐。

（3）出血：可为蛛网膜下腔出血、脑内血肿、脑室内出血和硬脑膜下出血。常因体力活动、情绪激动等因素诱发，也可无任何原因。表现为突发剧烈头痛、呕吐、意识障碍和脑膜刺激征。

（4）局限性神经功能障碍及智力减退：由于脑窃血现象，病变远端和邻近脑组织缺血，久之对侧肢体可出现进行性肌力减弱，并发生萎缩。在儿童期发病，病变大而累及脑组织广泛者可导致智力减退。

（5）颅内杂音：当畸形体积大、部位表浅时可听到。

（6）临床分级：一般用 Spetzler 分级法分成 1～5 级，不能治疗的病变归类为 6 级。

2.辅助检查

（1）脑血管造影是本病确诊的主要手段。可以发现畸形血管团、扩张的供应动脉、扩张的引流静脉、可伴有动静脉瘘、可伴有动脉瘤与静脉瘤等。

（2）头部 CT、MRI 及 MRA 检查对了解有无出血、病变定位及病变与周围脑组织的关系有很大帮助。

（3）脑电图检查可表现为局限性慢波、棘-慢综合波等。

二、治疗原则

1.手术切除

手术切除为根治性治疗方法，大多数 AVM 需手术治疗。对于中小型 AVM，显微手术治疗的风险较小，是首选的治疗方法。对于大型和巨大型 AVM，多主张采用血管内栓塞再手术的联合治疗方案。

2.血管内治疗

其治愈率日渐提高，对于大型与巨大型 AVM 常先采用血管内栓塞，使其血流变慢，体积变小后再手术，或立体定向放射治疗。在病变未完全消除或闭塞前，患者有再出血的危险。

3.立体定向放射治疗（Y 刀、X 刀）

适用于小的病灶（≤2.5cm）及深部 AVM，或手术与栓塞后对残余 AVM 进行治疗。一般放射性治疗需要 1～2 年后起效。在病变未完全消除或闭塞前，患者有再出血的危险。

4.联合治疗

即上述 3 种方法中任意 2 种方法或 3 种方法联合应用,适用于大型或巨大型深部 AVM。

5.手术适应证

（1）单侧大脑半球血管畸形。

（2）反复出血的血管畸形。

（3）有顽固性癫痫或顽固性头痛。

（4）颅后窝血管畸形。

（5）栓塞后未完全闭塞的血管畸形。

（6）局限性神经功能障碍进行性发展。

6.手术前处理

（1）一般处理：避免过度用力及情绪激动，保持大便通畅。

（2）控制癫痫。

（3）预防动静脉畸形破裂出血。

（4）向患者和家属交代病情及可能出现的危险，交代目前该种疾病适合的治疗方法，手术治疗的危险，手术中可能出现的情况，手术后可能出现的合并症和后遗症，以及对患者生活工作的影响。

（5）栓塞后未完全闭塞的血管畸形。

（6）局限性神经功能障碍进行性发展。

（7）无明显手术禁忌证者。

7.手术后处理

（1）对于巨大型脑血管畸形手术后注意控制血压，防止正常灌注压突破（NPPB）的发生。

（2）手术后 5～7 天应复查脑血管造影，了解畸形血管治疗结果。

（3）出院医嘱：患者休息 3 个月后门诊复查，必要时随时就诊。

（4）抗癫痫药物

1）手术前无癫痫发作的患者，术后仍建议预防性服用抗癫痫药 3～6 个月，然后逐渐减量至停药。

2）手术前有癫痫发作的或手术后出现癫痫发作的患者，至少术后用药 6～12 个月，如无癫痫发作再逐渐减量至停药，必要时监测血药浓度以指导用药。

第三节　巨大型动静脉畸形

动静脉畸形血管团尺寸≥6cm 的动静脉畸形属于巨大型动静脉畸形（AVM）。巨大型动静脉畸形血管丰富、血流量高，传统外科手术切除难度大，治疗术后并发症多。

手术切除巨大型动静脉畸形仍有不可替代的作用，是终结出血风险、治愈巨大型动静脉畸形的确切和有效方法。近年来，多数作者推荐手术切除、栓塞和放射治疗联合治疗巨大型动静脉畸形，被认为可以降低治疗的并发症及死亡率，

巨大型动静脉畸形自然病史尚不完全清楚。巨大型动静脉畸形以癫痫和头痛为首发症状者常见，出血率相对较低。

巨大型动静脉畸形的灌注压较低、引流静脉多，因而不易发生出血。

一、诊断标准

1.数字减影血管造影（DSA）

双侧颈动脉和椎动脉 4 支脑血管造影仍是明确颅内动脉和静脉血管解剖的"金标准"，可以描述动、静脉畸形供血动脉和引流静脉形态学特征，以及是否合并动脉瘤。术前脑血管造影后栓塞供血动脉，为手术切除做准备。

颈外动脉或椎动脉硬脑膜分支供血的动静脉畸形需要行双侧颈外动脉造影。

2.三维 CT 脑血管造影（3D-CTA）

可与 DSA 相互补充，显示供血动脉数目、直径、走行方向，以及畸形血管团部位、尺寸、形态和引流静脉数量。

3.头部磁共振（MRI）和磁共振血管造影（MRA）

MRI 无创并能多层面成像，显示畸形血管和脑解剖学细节，测量病灶的尺寸。功能磁共振（fMRI）定位脑动静脉畸形毗邻功能区。

MRA 显示病变血管结构,静脉引流形态,但不能描述血管团内伴发动脉瘤等局部细节。

二、治疗原则

1.手术前评估

（1）患者严重头痛、难治性癫痫或神经功能障碍都是手术治疗适应证。

（2）病变紧凑、边界清楚且未累及重要功能区。

（3）脑血管造影显示畸形血管团"紧"，其中脑组织少，手术损伤脑组织少，反之，如果畸形血管团"松散"，病灶中脑组织多手术造成损伤大。

（4）病变累及范围极广，尤其丘脑、基底节、脑干等部位，术后造成重度残疾甚至死亡，此类病变一般不推荐直接行手术治疗。

（5）除非患者出现危及生命的颅内血肿，动静脉畸形应择期手术。未经脑血管造影急诊手术，应仅限于清除脑内血肿，待二期手术切除畸形血管。

2.手术治疗

（1）手术设备

1）神经导航：手术前定位畸形血管团、主要供血动脉和引流静脉。剪开硬脑膜后确定畸形血管在脑皮层投影。功能磁共振导航可标明肢体运动和语言等重要脑功能区，降低手术造成的神经功能损伤。

2）手术中超声波监测辅助导航，确定畸形血管团、判断供血动脉并证实是否全切畸形血管团。

3）自体血回收机：自体输血机是手术切除巨大型动静脉畸形不可缺少的设备。积极收集切除动静脉畸形时术野患者血液，经过自体血回收机吸收处理后，将红细胞重新给患者输回，可以减少输入异体血。

4）电生理监测：皮层诱发电和脑干诱发电监测有利于手术切除畸形血管时保护脑皮层神经功能。

患者有癫痫史，手术中应用皮层脑电图监测确定癫痫灶位置，切除畸形血管后，皮层癫痫灶烧灼处理。

5）微型动脉瘤夹：巨大型动静脉畸形的供血动脉和引流静脉多，由于血管内压力高，采用双极电凝很难阻断供血，应用微型动脉瘤夹夹闭细小动脉或静脉。

（2）麻醉：全身麻醉。密切监控血压、凝血功能和颅内压变化，需要以下设备。

1）放置各种监测管道和仪器。

2）开放 2 条外周静脉，保证输液通畅。

3）放置中心静脉导管，监测 CVP。

4）动脉置管监测血压和取血化验。

5）留置尿管监测尿量。

6）必要时放置漂浮导管监测 PCWP 和心输出量，也可采用无创法测定心输出量。

7）监测鼻咽温度。

8）监测凝血功能。

9）肾上腺皮质激素能提高患者应激能力，减轻脑水肿，手术中给予地塞米松 40mg 静脉滴注。

（3）输血

1）控制性降低血压：平均动脉压降低 7.3～8kPa（55～60mmHg），血管内张力降低可减少出血，术野清晰利于手术操作。

2）补充新鲜冷冻血浆和血小板。回收浓缩红细胞和新鲜冷冻血浆的比例要达到 2：1。血小板低于 $50×10^9/L$ 时应输血小板。手术止血时给予新鲜冷冻血浆和血小板。

3）合理应用促凝血药物。纤维蛋白原可以直接补充促进凝血功能，在手术切除畸形血管团后使用。

4）自体血回收：将手术中和手术后创面流的血液回收、滤过、清洗、浓缩等处理，然后将浓缩的红细胞回输给患者。失血量达 1000mL 可以进行血液回收。

下列情况禁忌术野血液回收：血液流出血管超过 6 小时；流出的血液被细菌或消毒液污染；大量溶血。

术毕要给予呋塞米 20～40mg 脱水。术后 3 天内至少每天检查 2 次血常规和血气分析，必要时复查凝血功能，及时治疗异常情况。

（4）手术方法：栓塞是手术切除巨大型动静脉畸形的辅助手段，手术切除畸形血管前栓塞部分畸形血管或闭塞手术不易达到深部血管，从而减少动静脉畸形内部血流，巨大型高流量动静脉畸形部分栓塞后可预防手术中发生正常灌注压突破。

1）体位：头抬高 15° 有利于脑血液回流。

2）切口设计：骨瓣一定要覆盖巨大型动静脉畸形。头皮切口局部含 1 / 200 000 肾上腺素的盐水或局麻药浸润，患有高血压、心律失常或对肾上腺素禁忌者不用。

3）神经导航或超声波引导下切除畸形血管团。采用术中栓塞、夹闭主要供血动脉，沿畸形血管团周围分离，最后结扎引流静脉。

4）术前癫痫患者行术中皮层脑电监测（Eco G），根据提示切除或电灼异常病灶。

（5）手术后治疗

1）患者送入神经监护病房（NICU），保持患者头高位。必要时可给予巴比妥类药物。

2）预防术后 NPPB，收缩压控制于 90～100mm Hg，维持 1～3 日。

3）术后使用甘露醇、地塞米松、苯巴比妥。

4）抗癫痫治疗。手术前有癫痫发作，手术后继续抗癫痫治疗 3～6 个月，无癫痫发作可逐渐减药。手术前无癫痫发作，手术后抗癫痫治疗 1～3 个月，逐渐停用。

5）术后 2 天复查头部 CT，术后 2 周复查脑血管造影（DSA）。

（6）手术并发症

1）残存畸形血管，需要再次手术切除或放射治疗。

2）手术后再出血：可能原因为残存血管畸形，如血肿比较大应手术清除。

第四节　烟雾病

烟雾病病因不明，以儿童多见。其病理解剖基础为大脑基底异常纤细的网状新生血管网形成，表现为颈内动脉末端进行性狭窄或闭塞及广泛的颅内之间和颅内外之间的血管吻合为特征的脑血管病。

一、诊断标准

1.临床表现

（1）脑缺血：一般儿童以脑缺血表现常见，严重者可出现脑梗死，个别患者伴有癫痫、感觉障碍、智力迟钝和头痛。

（2）脑出血：成人多表现为脑室内出血、蛛网膜下腔出血、卒中样发作、癫痫发作和不自主动作。

2.辅助检查

（1）神经影像学检查

1）全脑血管造影确诊需全脑血管造影。

2）SPECT 或 ECT 了解脑缺血程度。

3）头部 CT 和 MRI 了解全脑情况。

（2）脑电图。

（3）颈内动脉超声波检查。

3.实验室检查

血和脑脊液免疫球蛋白。

二、治疗原则

1.非手术治疗

（1）脑室内出血

1）患者如意识不清，及时行脑室穿刺外引流。

2）止血（6-氨基己酸等）、脱水等对症治疗。

（2）脑梗死的治疗主要是扩血管和其他对症治疗。

2.手术治疗

（1）手术适应证：脑缺血临床症状明显，可以考虑手术治疗。

（2）治疗方法：有下述方法可供选择。

1）脑-颞浅动脉贴敷术、脑-颞肌贴敷术、脑-硬脑膜动脉贴敷术（EDAS）、大网膜颅内移植术等。

2）颞浅动脉与大脑中动脉吻合术。

3）对于 ECT 检查有双额缺血的患者，可行双额钻孔、蛛网膜剥脱术。

4）双侧颈内动脉外膜剥脱术。

（3）术后处理：贴敷术及血管吻合术的患者术后应用血管扩张药物。

3.出院医嘱

出院后需门诊长期随诊复查。6 个月及 12 个月后复查脑血管造影或 ECT。出院后继续应用扩张血管及神经营养药物。

第五节　海绵状血管畸形

海绵状血管畸形（CM）也称海绵状血管瘤，是一种边界清楚的良性血管性错构瘤。它由形状不规则、厚薄不一的窦状血管性腔道组成，占中枢神经系统血管畸形的 5%～13%，尸解中占 0.02%～0.13%。其多位于脑内，但不包含神经实质、大的供血动脉或大的引流静脉。大多数 CM 位于幕上，10%～23% 位于颅后窝，多见于桥脑。通常直径 1～5cm。半数多发，可有出血、钙化或栓塞。偶见于脊髓。CM 可分为散发型和遗传型两大类型，后者的遗传方式是孟德尔常染色体显性方式，并有多种表现型。

一、诊断标准

1.临床表现

（1）癫痫发作：约占 60%。

（2）进行性神经功能缺损：约占 50%。

（3）颅内出血：约占 20%，通常为脑实质内出血。此类病灶倾向于反复发作的少量出血，极少出现灾难性大出血。

（4）脑积水。

（5）无症状偶然发现。

2.辅助检查

脑内海绵状血管畸形的诊断主要依靠头部 CT 和 MRI 检查，DSA 检查通常为阴性。

（1）头部 CT：可清楚地显示病变的出血和钙化。CT 可能遗漏很多小的病灶。

（2）头部 MRI：对于本病的诊断具有特异性，在 T1 和 T2 相上病变呈类圆形混杂信号，MRI 的 T2 加权相是最敏感的，可见病变周边被一低信号环完全或不完全地包绕（含铁血黄素沉积环）。若发现同样特点的多发病灶或患者有家族史，则支持该诊断。

有 1 个以上家庭成员有海绵状血管畸形患者的一级亲属，应做增强 CT 或 MRI 检查及适当的遗传咨询。

二、治疗原则

脑海绵状血管畸形的治疗主要分为保守治疗和手术治疗。

1.保守治疗

对于无症状、较小的海绵状血管畸形，可采取做 CT 和 MRI 检查，在随访下保守治疗，包括使用药物控制癫痫发作等。

2.手术治疗

手术切除病变是根本的治疗方法，它的治疗指征仍没有统一。微创手术治疗是目前手术治疗脑海绵状血管畸形的最佳选择。对于非功能区的表浅病变，如果病灶反复出血而逐渐增大或癫痫反复发作而药物控制不满意，可采取手术治疗。位于功能区和脑深部（如脑干）的病变，若术前已有神经功能障碍，可考虑手术治疗。未出血或偶然发现的病变，应根据病变的部位和大小权衡手术治疗是否会带来新的并发症或功能缺陷，然后再决定是否手术。

3.放射治疗（包括立体定向放射外科）

放射治疗对本病的效果仍存在争议，目前多数研究者认为本病对放射治疗不敏感。

第六节 颈动脉粥样硬化

颈动脉-海绵窦瘘（CCF）是常见的动静脉瘘之一，可分为外伤性（TCCF）和自发性（SCCF）两种。本病外科手术治疗效果不满意，血管内栓塞技术是目前的首选治疗方法。外伤性（包括医源性）占颅脑外伤患者的 0.2%。也见于经皮三叉神经根切断术。自发性：颈内动脉与海绵窦间直接沟通的高流量分流，常由于海绵窦内颈内动脉动脉瘤的破裂。

一、诊断标准

1.临床表现

其典型表现为单侧或双侧搏动性突眼、颅内杂音和球睑结膜充血水肿外翻、眼球运动障碍三联征，有时伴眼眶、眶后疼痛，视力下降，复视等，SAH 少见。

2.辅助检查

（1）头部 CT：对 TCCF 帮助较大，可发现突眼和相关外伤表现，如颅骨（颅底）骨折、颅面部损伤、颅眶损伤、血肿、脑挫伤等；注射对比剂后可见眼静脉增粗，海绵窦增强等。

（2）头部 MRI：增强后可见引流静脉走行。

（3）脑血管造影：最为主要的检查方法。可借以显示瘘和脑循环的信息，为诊断和治疗提供参考。

1）瘘口：大小、部位、单双侧等。

2）脑循环状况：颈内动脉破裂、侧支循环吻合、是否伴有假性动脉瘤、脑盗血等。

3）瘘的引流静脉及其走行。

二、治疗原则

1.一般原则

力争达到"闭塞瘘口、保留颈内动脉通畅、改变脑部循环、消除眼部症状"的最佳目的。目前，国内外均选用血管内栓塞治疗，栓塞材料均首选可脱性球囊。

2.经动脉可脱性球囊栓塞术

用球囊闭塞海绵窦腔及瘘口，80%可达到既闭塞瘘，又保留颈内动脉通畅，从而将瘘治愈。仅20%需要同时闭塞颈内动脉来治疗瘘。

第五章　妇科肿瘤疾病

第一节　外阴肿瘤

一、外阴良性肿瘤

（一）外阴上皮来源肿瘤增生性生长

1.外阴乳头状瘤（vulvar papilloma）

较少见，分为两类，即乳头状瘤与疣状乳头状瘤，此外还有一种以上皮增生为主的纤维上皮乳头状瘤，可视为外阴乳头状瘤的一种亚型，有时临床上所见的大多不是真正的乳头状瘤，只是具有乳头的形状而已，真性乳头状瘤系良性上皮性肿瘤，是以上皮增生为主的病变。

（1）临床表现　外阴乳头状瘤多发生于中老年妇女，发病年龄大多在 40～70 岁。病变生长缓慢，可无症状，但亦可有外阴瘙痒及局部炎症病史。病变多见于大阴唇、阴阜、阴蒂或肛门周围等部位。可单发或多发，病变范围一般不大，偶有大至 4～5cm 直径的。

（2）诊断与鉴别诊断　对外阴乳头状瘤的诊断一般不难，最后确诊依据病理检查。典型乳头状瘤与尖锐湿疣在临床上有时难以区别。后者在组织学检查上，可见典型的凹空细胞。尖锐湿疣为人乳头状瘤病毒（HPV）感染所致，个别可采用 HPV 组织化学（ABC 法）或分子杂交方法测定 HPV 加以鉴别。此外，尚应与早期外阴癌进行鉴别，确诊仍需借助于活体组织病理检查。

（3）治疗　以局部切除的手术治疗为主，范围稍广，如切除不彻底，术后可复发。手术时应作冰冻切片检查，若证实有恶变，应做较广泛的外阴切除。

2.外阴软纤维瘤（vulvar soft fibroma）

是一种以纤维血管为核心、角化的鳞状上皮所覆盖的良性息肉肿块。多生长于皮肤部分，如大阴唇，又称纤维上皮间质性息肉（fibroepithelial polyp），或称为纤维上皮性息肉、软垂疣（acrochordon）、皮赘等。

（1）临床表现　通常发生于生育期的妇女，病变多在大阴唇部位，单发或多发。临床常无症状，患者在触摸时才发现，肿瘤呈类圆形，息肉状，直径约 1.5～2cm，常有蒂，表面皱襞较多。有的可类似于尖锐湿疣。可存在很多年，极少数会形成大的软纤维瘤（软垂疣），血供不足，有时可发生溃疡。

（2）诊断与鉴别诊断　病理切片检查即可确诊。但尚需与纤维瘤（硬纤维瘤）、尖锐湿疣、侵袭性血管黏液瘤、血管肌成纤维细胞瘤、表浅血管黏液瘤、细胞性血管纤维瘤、平滑肌瘤等相鉴别。

（3）治疗　以局部切除的手术治疗为主，一般不复发或恶变，如切除不彻底可局部复发，可再切除。

3.外阴纤维乳头状瘤（vulvar fibropapilloma）

该瘤介于外阴乳头状瘤与软纤维瘤之间。即由肿瘤上皮和纤维组织构成，常常纤维结缔组织多于上皮成分，因而质软而韧。这类肿瘤不会发生恶变，如果上皮成分多于纤维组织可作为乳头状瘤的一种亚型，如果纤维组织多于上皮成分则为软纤维瘤伴有上皮增生。

（1）临床表现　有些类型相似的长条形物，如生长在皮肤大阴唇等处，表现为皮赘，生长在阴道口黏膜处为纤维上皮性息肉。

（2）治疗　以局部切除的手术治疗为主。

4.外阴黑色素痣（vulvar pigmented nevus）

系指色素细胞生长过度且有发展成恶性黑色素瘤的可能。Holland（1949）报告 40%的恶性黑色素瘤源于黑痣。虽然外阴部的皮肤仅占全身表皮的 1%，但女性 7%～10%的恶性黑色素瘤发生在外阴部，由于其病死率较高，故对发生的预防十分重要。黑痣分为以下五型：

（1）平痣　多为交界型。

（2）高出皮表痣　多为复合痣。

（3）乳头瘤状痣　大部分为皮内型，也可为复合型。

（4）圆顶痣　常为皮内型。

（5）有蒂痣　为皮内型。

源于痣细胞的恶性黑色素瘤，发病年龄较年轻，肿瘤生长快，恶性程度高，易发生早期转移。故正确诊断外阴黑色素痣对黑色素瘤的早期防治有特殊意义，尤其是对年轻女性，两者的鉴别更要加以重视。

1）临床表现：无特殊症状，病变一般较小，单发常见，如长期刺激或者摩擦后，局部可出现瘙痒、出血或者炎症。妇科检查时大阴唇处见棕色、浅褐色或青黑色斑块，局部稍隆起或扁平。如果色素痣颜色突然加深，部位变浅或呈放射状改变，面积增大，周围发红，出现瘙痒或溃疡出血，应警惕恶变为恶性黑色素瘤的可能性。

2）治疗：由于外阴部黑痣有潜在恶变的可能性，应及早切除。具有高度恶变趋势的扁平交界痣更是如此。切除范围应在病灶外 1～2cm 处，深部应达正常组织。孕妇外阴黑痣切除的指征是：当色素加深或生长时，或合并溃疡、出血、疼痛时，均应予以切除。明显高出皮表而且有毛的黑痣很少恶变，除非受刺激、出血、疼痛，否则不必急于处理。

（二）外阴部附件来源肿瘤

1.汗腺瘤（hidradenoma）

汗腺瘤源于外阴汗腺，由于汗腺上皮增生发生肿瘤，可分为大汗腺瘤（hydradenoma）、汗管瘤（syringoma）和透明细胞肌上皮瘤（clear cell myoepithelima）。

（1）临床表现　此瘤仅见于中年以上的妇女，尤其以 50 岁多见，主要发生于大阴唇、肛周和会阴部，因小阴唇缺乏汗腺，故极少发生，多无临床表现，多在妇检时发现，大阴唇外侧皮肤下可见分界清楚、隆起于汗腺周围皮肤的小结节，直径一般为数毫米，质地软硬不一，有时表面可溃破，而使内部红色乳头状物凸出易误诊为腺癌。

（2）诊断与鉴别诊断　依据临床表现和手术后的病理切片可确诊。需与皮肤附件腺癌、转移癌、异位乳腺组织和外阴子宫内膜异位症相鉴别。

（3）治疗　手术切除。

2.皮脂腺瘤（adenoma sebaceum）

又称皮脂腺异位症，易发生在黏膜部位，如发生在阴部黏膜及小阴唇。为孤立的1～3mm大小的黄色硬结，表面光滑，可呈圆形或椭圆形。

（1）临床表现　多无自觉症状，偶然被发现或者做妇科检查时被医师发现。

（2）治疗　局部剥除术。

（三）外阴部中胚叶来源肿瘤

1.外阴脂肪瘤（vulvar lipoma）

是由成熟脂肪细胞构成的良性肿瘤。正常的大阴唇等部位有较丰富的脂肪组织，但很少发生脂肪瘤。

（1）临床表现　一般位于大阴唇皮下。肿瘤大小不一，多无蒂，在大阴唇处隆起，触之柔软，有时呈分叶状。肿瘤与周围组织界限清楚，有包膜。切面呈黄色，与一般脂肪组织相同。肿瘤较小时一般无不适症状，如肿瘤体积较大（最大直径可达15cm），则会有行走不便或性交困难。

（2）治疗　肿瘤较小且无症状者无须治疗，肿瘤较大且有症状者可手术切除。

2.外阴纤维瘤（vulvar fibroma）

系源于外阴结缔组织的良性肿瘤，外阴纤维瘤并非常见的肿瘤，但是在外阴良性实性肿瘤中较为常见。

（1）临床表现　好发于生育年龄妇女，肿瘤大多位于大阴唇，多为单发，一般为小或中等大小的肿瘤，偶尔也可长得很大，呈球形或卵圆形，表面分叶，光滑，质硬。发生于小阴唇、阴蒂及圆韧带者较少。如发生退行性病变，肿瘤可变软。如肿瘤过大，患者可出现下坠及疼痛症状，并可伴排尿障碍及性交困难。肿瘤表面溃破后易继发感染。

（2）治疗　局部肿瘤切除术。术后不易复发。

3.外阴平滑肌瘤（vulvar leiomyoma）

来自外阴部血管平滑肌，竖毛肌或圆韧带平滑肌瘤，是由平滑肌细胞组成的皮肤良性肿瘤，极少见。

（1）临床表现 各年龄均可发病，以年轻女性多见，肿瘤常位于阴唇或阴唇系带的皮下，基底广，多无蒂，可活动，呈分叶状或哑铃状，肿瘤大小不一，质地硬。一般无症状。如肿瘤过大可有外阴下坠感，并可影响日常活动与性生活。

（2）诊断与鉴别诊断 根据临床表现及病理组织活检多可明确诊断，但若存在以下因素时，应高度警惕肿瘤恶变的可能性。

1）肿瘤直径大于 5cm。

2）肿瘤边界不清。

3）核分裂象＞5 个 / 高倍视野。

4）有富于细胞存在表明细胞增生活跃，有肉瘤变的可能，质地为实质性需做组织活检有助于鉴别是否恶变。

（3）治疗 以手术为主要治疗原则。对肌瘤浅表及带蒂者，可行局部切除术，手术切口一般采用与小阴唇平行的梭形小切口，大小以能切除肿块为标准，如肿瘤部位较深，也可行肿瘤剔除术。

4.外阴颗粒性肌母细胞瘤（vulvar granular cell myoblastoma）

又称外阴颗粒成肌细胞瘤，系一种可能源于神经组织的良性肿瘤。其 35%发生在舌，30%发生在皮肤，35%在其他部位，仅 7%发生于外阴部。

（1）临床表现 无明显自觉症状。妇科检查时在外阴部、尿道口旁可见到单个生长、无触痛、质地较韧、直径小于 1cm 的小包块。偶有多发性结节，可同时侵犯外阴及身体其他部位，生长在外阴部的肿瘤多发于大阴唇的组织深部。

（2）治疗 此瘤为良性，但由于其有多发倾向和向周围组织延伸的特点，故应做较大范围的局部手术切除，同时术中做快速冰冻切片，了解肿瘤切除是否完全，若切除不完全或者术后复发，可以再行手术切除，对偶有恶变者，可按外阴癌处理。

5.外阴血管瘤（vulvar hemangioma）

源于中胚叶，实质上系组织发生异常（错构瘤），而不属于真性肿瘤，属于先天性疾病，由无数毛细血管或海绵状血管构成，与身体其他部位血管瘤一样，由先天性色素痣发展生成。

（1）临床表现　临床上较为重要的有以下两类。

1）血管痣（毛细血管瘤）：突出于皮肤表面，呈红色，质地柔软，直径可为数毫米到数厘米。血管痣常于出生后3～5周出现，数月内增大，但以后有自行退化的可能。

2）海绵状血管瘤：系皮内及皮下血管增生扩张而形成。肿瘤形状不规则，表面皮肤正常，肿瘤面积大小不一，由数平方毫米到数平方厘米不等，有时大面积的血管瘤可累及会阴、阴道及肛门。

（2）治疗　毛细血管瘤随时间的推移可自控或消退，不需积极治疗。如数月内不消退，可采用冷冻治疗或局部放疗。

海绵状血管瘤如无症状无须治疗。对于生长迅速、发生溃疡、出血和感染的血管瘤，则需要冷冻，同位素32P敷贴，深部X线或60钴照射，甚至局部注射硬化剂5%的鱼肝油酸钠等治疗，每次0.2～0.5ml，1～2周一次。对较广泛的、深在的海绵状血管瘤还可以手术治疗。

6.外阴棘皮血管瘤（vulvar angiokeratoma）

外阴棘皮血管瘤是斑疹样血管病灶，有时看似紫红色的丘疹或呈黑色像黑痣，常在妊娠时出现或加重。

（1）临床表现　通常无症状，颜色从深红到紫色。当出现溃疡和出血时，局部可见到2～5mm小斑丘疹样改变，刺激后可有疼痛感。

（2）治疗　有症状的患者，积极治疗。如无症状，可严密观察。由于外阴斑疹样的色素病灶也可能是不典型的血管痣，故在手术切除前要明确诊断。切除不宜过深，因病灶位于浅表部位，一般出血不多，不需要缝合可以自行愈合。如病灶较大，可适当缝合。术后易复发。

7.外阴淋巴管瘤（vulvar lymphangioma）

极少见。由淋巴管扩张增生而成，表现为局限性群集、体积小而壁薄的囊泡状肿物，肿瘤为单个或多个，呈灰红色或灰白色囊性结节。可分为单纯性淋巴管瘤、海绵状淋巴管瘤及界限性淋巴管瘤。

（1）临床表现　一般无症状，可发生于宫颈癌手术或放疗后，也可能无明显诱因而发病。检查时可见外阴皮肤有单个或多个浅红或灰白色囊性结节或疣状物，大小不一，肿瘤表面可呈现水疱，压之肿物破裂有淋巴液流出，可伴有皮肤弥漫性肥厚突起。

（2）治疗　小的淋巴瘤可应用激光或电灼、放射性同位素治疗。较大者可行手术切除。

（四）外阴部神经源性肿瘤

1.外阴神经鞘瘤（vulvar myoschwannoma）

又称施万细胞瘤，罕见。多认为系由周围神经的雪旺鞘所形成的肿瘤，可以原发，也可因外伤或其他刺激所引起，多与神经纤维瘤伴发。

（1）临床表现　多发生于40～50岁的妇女，常为单发、也可多发。呈大小不等柔软、散在的肿块，一般无自觉症状，有时可伴有疼痛和压痛。

（2）治疗　手术切除，术后不易复发。

2.外阴神经纤维瘤（vulvar neurofibroma）

较少见，常为全身多发性神经纤维瘤的一部分，约18%的神经纤维瘤累及外阴，生长缓慢，极少恶变，但在妊娠时明显增大。

（1）临床表现　多无自觉症状，皮肤赘瘤柔软而隆起，呈半球形或悬垂形，大小不等，从米粒大小至巨大悬垂瘤体，数目多，表面皮肤可见黄褐色的色素沉着。

（2）治疗　较小者无须治疗，较大者或症状显著可行手术治疗。

二、外阴上皮内瘤变

过去对外阴表皮内瘤变的命名很混乱，常用的名称包括凯腊增殖性红斑（erythroplasia of Queyrat）、鲍文病（Bowen's disease）、单纯性原位癌（carcinoma in situ simplex）、派杰特病（Paget's disease）。1976年国际外阴疾病协会（International Society for the Study of

Vulvovaginal Disease，ISSVD）指出前 3 个病变只是同一种疾病演变过程中不同的外观表现而已，它们之间可以相互转化，因而应统称为鳞状上皮原位癌。1986 年 ISSVD 推荐使用外阴上皮内瘤变（vulva intraepithlia neoplasma，VIN）。

VIN 的命名取代了一些比较混乱的传统名称，如外阴白斑病（1eukoplakia vulvae）、鲍文间变性丘疹病（Bowenoid papulosis）、间变性不典型增生（Bowenoid atypia）、凯腊增殖性红斑及增生型或混合型营养不良伴不典型增生（hyperplastic or mixed dystrophy with atypia）等。

外阴上皮内瘤变（VIN）分为以下三种级别。

VINI：轻度非典型增生。

VINII：中度非典型增生。

VINIII：重度非典型增生及原位癌。

（一）临床表现

VIN 多发生于中老年妇女，发生率高达 60%。但近 30 年来趋于年轻化，平均发病年龄已由原来的 52.7 岁降至 35.8 岁，其与多个性伴侣、HPV 感染及吸烟有关。VIN 最常见的症状为外阴瘙痒、不适和烧灼感。多发生在大、小阴唇，阴蒂次之，尿道口及其周围较少见。可以是单灶性也可以是多灶性。典型的 VIN3 在外观上表现为大阴唇上的小的色素性丘疹，一些 VIN3 可融合扩散至阴唇后系带并侵及肛周。单发性 VIN 主要位于舟状窝和小阴唇附近黏膜，偶见于会阴体后部或阴蒂周围，极少发生于有毛发生长部位和阴蒂腺体；而多发性 VIN 则可侵犯阴蒂包皮、小阴唇、舟状窝和会阴体，约 1/3 病例可有大阴唇和会阴体后部的浸润，当会阴体后部浸润时，则常累及肛门和臀内侧沟，肛管黏膜也常受累，即不典型增生病变可向上发展而延伸至肛管鳞—柱交界处。阴蒂腺体极少受累，尿道浸润极为罕见。

30%VIN 患者可同时合并有宫颈瘤变，4%合并阴道瘤变，3%同时合并有宫颈和阴道瘤变，由于在免疫抑制及肛门生殖道综合征患者中表现更为明显，因此应对 VIN 患者应行肛门及生殖道检测，内容包括宫颈细胞学、肛门细胞学、阴道镜和肛门镜等。

（二）诊断与鉴别诊断

VIN 的诊断，首要应重视临床症状及局部病变的表现。对于外阴瘙痒、白斑等治疗效果不好者，尤其是发生小结节、溃疡时，应警惕其发展为 VIN 的可能。因此，必须进行局部活体组织检查以明确诊断。为了提高活体组织检查的阳性率，可采用在阴道镜检查（colposcopy）引导下取活检，以免漏诊。

此外，国内外常采用 1%甲苯胺蓝溶液涂抹外阴部，2～3 分钟干燥后再用 1%～2%的醋酸脱色，如存有 VIN 或浸润癌，则甲苯胺蓝与活跃细胞核内的 DNA 结合，而使病变区域呈紫蓝色且不脱色，在不脱色处行活检可提高诊断的准确性。但甲苯胺蓝染色法也存有一定的假阳性及假阴性，如良性溃疡可出现假阳性，而表皮角化过度的 VIN 可出现假阴性。病理组织学检查是 VIN 诊断的主要依据。需注意的是活检取材时要有一定深度，以免遗漏浸润癌，并应注意外阴的多中心性病灶。

（三）VIN 的手术治疗纵观

VIN 的治疗以手术切除局部病灶为主，其次还可以采用电灼、激光及冷冻等其他方法。另有人报道在年轻患者中可使用局部用药治疗。

VIN 的治疗以手术治疗为主。早期时 VIN 的组织学诊断一旦确立，通常行外阴切除术，即使病灶小而局限，但近年来的研究发现 VIN 的发生常为多中心性，即使施行了外阴全切除术也仍有病灶存在的可能性，或者在切除边缘再次出现新病灶。另由于外阴广泛切除与保守手术的范围比较而言，其术后的复发率相似，且术后极少发展成浸润癌，故而目前 VIN 的手术范围趋向于保守。

在手术范围的选择时，首先，应尽量减少毁损外阴，以免对性功能造成更大的影响，从而提高生活质量；其次应考虑到患者年龄及体质因素，老年患者不需考虑保留性功能，做外阴切除术较为适宜，因为外阴全切除术术式较为简单，术后恢复快，并发症少。年轻患者则可考虑根据范围做广泛的局部切除术和外阴修补术。

VIN 的治疗除手术方法外，还可以采用电灼、激光及冷冻等其他方法。这些方法共同的缺陷是治疗后没有送检病理标本，以致出现漏检局灶性微灶型浸润癌，甚至浸润癌的可能性。此外，电灼及冷冻治疗可致外阴局部坏死、溃疡，且其愈合较慢，造成患者的痛苦。通常，冷冻后外阴局部愈合的时间需要3个月。近年来，有诸多学者热衷于采用激光治疗，其治疗效果可达94%，治疗次数常为1～6次，其缺点是疼痛、术后并发感染及出血；其优点是治疗后不致毁损外阴，是一种较为患者所接受的治疗方法。但激光治疗前必须先排除外阴浸润癌的可能性。国外曾有学者报道在年轻患者外阴病灶局部涂敷5-FU，每日3次，持续1个月，50%有效。但也有报道称局部涂5-FU，可使上皮脱落，疼痛且愈合时间延长，故实践应用的意义不大。

（四）治疗

文献报道VIN恶变率约为3%～7%。VIN治疗的首要原则是正确的诊断，经查体、阴道镜检查和1%甲苯胺蓝染色有助于提高病检的准确性并排除浸润癌。第二个原则是精确地确定VIN病变范围。因为VIN具有多源性发病倾向，故其病变范围常难以确定，尤见于非着色性VIN病变。因此，治疗前应对整个外阴部进行认真检查。一经发现VIN病变，则应同时检查阴道、宫颈和会阴体后部。第三个原则是医师必须明确VIN为癌前病变，一经诊断应尽快治疗，某些情况下可随访观察。

1.药物治疗

5-FU软膏涂于外阴病灶，治疗效果不一，可从无效到70%完全消退，但失败率也可达50%。另可用5%咪喹莫特（imiquimod）软膏涂于外阴部。药物治疗的优点是有效保持了外阴结构的完整性及功能。

2.手术治疗

对药物治疗失败者，病灶较广泛或复发者，可考虑手术切除。术式包括病灶局部切除、局部广泛切除、单纯外阴切除和外阴皮肤剥除加薄层植皮术。

所谓外阴局部广泛切除术系指外阴切除边缘距病灶应达10mm以上，然后行切端缝合术。由于外阴皮肤及黏膜弹性较好，易于缝合，故较易愈合。大部分学者建议该手术应保留阴蒂。如阴蒂存在病灶，可将阴蒂上的病灶用刀片刮除或用激光气化，阴蒂上皮再生长愈合后不会丧失其功能。对于多中心病灶的患者由于其外阴切除面积较大，可行植皮术。

具体操作如下：在腹部或大腿内侧取整块皮肤做厚片植皮（若手术只切除皮肤，保留皮下脂肪，从而可以提高植皮的成功率）。皮肤厚片取下后置于外阴部皮肤缺损处，皮肤边缘与外阴切端用细线间断缝合。然后将泡沫橡皮或塑料海绵做成的支架置于植皮片上，并用丝线跨过支架缝合使其固定。支架多放置 5 天左右，皮肤即可黏合。术后患者需卧床休息。取出支架后，绝大部分病例的植皮片即可存活。术后 3 周植皮片上会有阴毛再生，此时即可拆线。由于术后患者卧床时间较长，局部可伴有不适及疼痛感，故该手术不适宜老年患者。迄今为止，有报道称外阴皮肤切缘已有新癌灶发生，但无植皮后皮肤癌变的发生。

3.激光治疗（laser surgery）

二氧化碳激光治疗可保留外阴外观，疗效较好，但其局部复发率约达 30%。在施行激光治疗前应明确诊断 VIN 病灶。激光治疗的优点是组织损伤小，并可施行多部位治疗。

4.光化学疗法（photodynamic therapy，PDT）

即将 10%ALA 凝胶涂于 VIN 表面，2～4 小时后给予波长 635nm、80～125J/c ㎡的激光进行治疗。研究表明 PDT 治疗具有局部不留瘢痕、愈合时间短、保持外阴外观等优点。若患者伴有 HPV 阳性、CD4（辅助性 T 细胞）、CD68（巨噬细胞），则 PDT 疗效明显降低。

5.其他

环状电挖术（loop electrosurgical excision/fulguration procedure，LEEP）及超声吸切术（cavitational ultrasonic surgical aspiration，CUSA）等不仅能切除病灶，且能很好地止血并保留标本。

6.期待疗法

适应证：全面、系统检查对于不伴有非整倍体、临床和组织活检可排除浸润癌者，尤其适用于近期妊娠和近期接受治疗剂量甾体激素治疗者。至于观察随访时间尚无定论。有学者推荐观察 6 个月～2 年。

三、外阴癌

（一）外阴早期浸润性鳞癌

又称外阴浅表浸润性鳞癌（superficial invasive carcinoma of vulvar），指癌灶的最大直

径≤2cm，浸润深度≤1mm 的早期外阴浸润性癌。多发生于 40 岁以上的妇女，在有 HPV 感染的人群中，早期浸润癌可发生在 30 岁左右，甚至个别患者可发生于 20 岁以前。

外阴早期浸润性鳞癌多由 VIN 发展而来，其发生与增生型外阴营养不良、免疫功能长期受抑制、吸烟、病毒感染性如女性下生殖道的人类乳头状瘤病毒（HPV）和单纯性疱疹病毒Ⅱ型（HSVⅡ）感染等关系密切。与外阴鳞状细胞浸润癌发生有关的 HPV 亚型主要有 6 型、11 型、16 型、18 型和 33 型，其中与 16 型和 33 型的关系极为密切。

1.临床表现

（1）症状　约有 10%的外阴早期浸润性鳞癌无症状。其常见的症状为外阴瘙痒，以夜间为重，病程一般较长，约 50%的患者有 5 年以上的外阴瘙痒病史。瘙痒主要由外阴慢性病灶如外阴营养不良、外阴阴道炎等所引起，而不是癌瘤所致。搔抓可致外阴表皮损伤，局部形成溃疡，伴有外阴疼痛，分泌物增多甚至出血。

（2）体征　病变可发生于外阴任何部位，多位于大阴唇，其次是小阴唇、阴蒂及后联合处。早期浸润性癌体征不明显，表现为单发或多发的局部丘疹、结节或小溃疡，极少发生双侧腹股沟淋巴结转移。

2.诊断与鉴别诊断

对外阴可疑病灶行细胞学和病理学检查，对合并坏死的病灶取材应有足够的深度，同时在坏死组织的边缘取材，避免仅取坏死组织，从而影响检查结果。该病应与外阴白癜风及外阴湿疹相鉴别。

3.治疗

外阴早期浸润性鳞癌的首选治疗手段为手术治疗，由于外阴早期浸润性鳞癌一般无腹股沟淋巴结转移、淋巴管或血管浸润，可行外阴广泛切除，甚至外阴病灶局部广泛切除术（即仅切除病灶及其周围 1～2cm 的皮肤），不必行腹股沟淋巴结清除术，即可取得满意的治疗效果。国外有学者报道称行广泛性女阴切除术治疗后术后无复发及死亡。目前来讲，缩小手术范围，尽可能多地保留正常组织，即可减少手术的损伤和术后并发症，又可维持器官的生理功能，从而有效地提高了生活质量。

放射治疗只用于不能耐受手术的患者。外阴早期浸润性鳞癌暂不考虑化疗。

（二）外阴癌

外阴癌（carcinoma of vulvar）是较为常见的女性生殖器官恶性肿瘤，发病率占女性生殖器官恶性肿瘤的 3%～5%。近年来发病率有升高的趋势达 8%。外阴恶性肿瘤好发于老年妇女，随着年龄增加发病率亦随之增加。

1.细胞分类

外阴癌多数发生于大阴唇，组织学上以鳞癌多见，约占 80%～90%，其次是恶性黑色素瘤（5%）、基底细胞癌（2.5%）和腺癌（2.5%，包括巴氏腺癌），外阴腺体来源的恶性肿瘤与腺鳞癌少见，外阴原发肉瘤约有 10 余种，但均为个例报道。

2.临床表现

（1）症状　绝大多数患者病变发生之前多有瘙痒症状，以夜间为重。瘙痒主要由外阴慢性病灶如外阴营养不良所引起，并非由肿瘤本身所造成。搔抓可致外阴表皮损伤，局部形成溃疡，伴有外阴疼痛，分泌物增多甚至出血。随病灶位置的不同也可出现其他症状，如病灶位于前庭，由于排尿时尿液刺激前庭病灶引起烧灼不适可能出现排尿困难。随病情的进展还可出现病灶局部的疼痛、出血和转移灶的相应症状。

（2）体征　可发生于外阴的任何部位，以大、小阴唇为多见，尤以右侧大阴唇更为常见。早期浸润癌体征不明显，常与外阴营养不良疾患共存。外阴癌的病灶形态多变，直径大小可为 0.5～8cm，颜色呈白色、灰色、粉红色或暗红色，表面可干燥和洁净，也可有分泌物和坏死。癌灶既可为单发，也可为多发。单灶性癌可分为菜花型和溃疡型。向外生长的菜花型多分化较好；溃疡型癌灶呈浸润性生长，多发生于外阴后部，常侵犯前庭大腺、会阴体和坐骨直肠窝。源于前庭大腺的鳞状细胞癌，常表现为阴唇系带附近的大阴唇出现硬性水肿，但其表面皮肤可能尚好。中晚期外阴鳞状细胞癌可发生转移。

（3）转移途径

1）局部蔓延：外阴前部癌灶可向尿道、会阴体和阴道蔓延，外阴后部癌灶趋向于侵犯阴道口和肛门，较晚期者可侵犯耻骨和（或）延伸到肛门周围或膀胱颈。

2）淋巴转移：主要转移方式。其转移途径主要有：①外阴各部的癌灶均先转移到腹股沟浅淋巴结，经股管淋巴结（cloquet lymphonode）到髂、盆淋巴结，当腹股沟淋巴结广泛浸润，导致淋巴管堵塞时，肿瘤栓子可伴随逆行的淋巴转移至与外阴邻近的大腿、下腹部和腹股沟淋巴结等；②阴蒂、前庭部癌灶既可转移到腹股沟浅淋巴结，也可直接转移至腹股沟深部淋巴结，甚至髂、盆淋巴结。

3）血道转移：非常罕见。一般晚期患者才出现，可转移至肺脏。

3.诊断与鉴别诊断

根据病史、症状和体征，对临床型的浸润癌诊断并不困难。但对亚临床型的早期浸润癌，诊断存在一定的困难。外阴早期病灶常与一些慢性的良性疾病和表皮内瘤变同时存在，而且浸润癌灶可能不明显。因此，对外阴可疑病灶均需作细胞学和病理组织学检查。即使对临床表现典型的浸润癌，也要在治疗前进行明确的病理诊断。

（1）辅助检查

1）细胞学检查：对可疑病灶行涂片做细胞学检查，常可查到癌细胞。但由于外阴病灶常合并有感染，其阳性率约 50%左右。

2）活体组织病理检查：外阴赘生物，包括菜花灶、溃疡灶、结节灶、白色病灶等，均需作活体组织检查。检查时对无明显病灶者为避免取材不准而发生误诊，可采用阴道放大镜和（或）甲苯胺蓝（toluidine blue）进行外阴染色，确定出可疑灶后，再行活体组织检查。对有合并坏死的病灶取材，应有足够的深度，避免仅误取坏死组织。

3）影像学检查：主要用于了解盆腔及腹主动脉旁淋巴情况，常用 B 超、CT、磁共振和淋巴造影等检查。

（2）鉴别诊断

1）外阴色素脱失病：包括白癜风、放射后或创伤后的瘢痕。白癜风为全身性疾病，可在身体其他部位同时发现皮肤病变。放射或外伤后的色素脱失，病史可进行鉴别。

2）外阴湿疣：常发生于年轻妇女，是一种质地较柔软、无溃疡、呈乳头状向外生长的肿块，有时带蒂，可与其他性病并存。

3）外阴营养不良：皮肤病灶广泛、变化多样，既可有角化增厚、变硬，也可呈萎缩样改变；既可有色素沉着，也可呈灰白色。外阴瘙痒反复发作。需注意外阴湿疣和外阴营养不良均为外阴鳞状细胞癌的癌前疾病，可与外阴表皮内肿瘤和浸润癌同时并存。因此，在诊断此类疾患时，应提高警惕，凡是有可疑的病灶均应行活体组织检查，以排除外阴癌的可能。

4）外阴汗腺腺瘤：发生于汗腺。其特点为生长缓慢、肿瘤境界清楚，但当汗腺腺瘤一旦发生溃烂就不易与癌区别，必须通过活体组织病理检查来确定诊断。

4.外阴癌的治疗纵观

外阴癌的治疗以手术为主，放射治疗和化学治疗为辅。

（1）外阴癌的放射治疗

1）放疗进展：放射疗法（简称放疗）始于 20 世纪初，后经历成熟、发展和革新阶段，目前仍是治疗恶性肿瘤的基本方法之一，并且其在外阴癌治疗中的作用已经得到肯定。根据国内外有关文献资料，外阴癌患者的治疗与放射有关者达 37%～60%，其中包括单纯放射根治性治疗，放疗为综合治疗的一部分及姑息治疗。

近年来，随着放疗设备和技术的改进，多采用高能 X 线及电子线照射，尤其是高能电子束，其剂量由它的能量及肿瘤在体表下的深度确定。恰当选择能量，让高剂量区集中在肿瘤处，可使肿瘤上的皮肤与下面的正常组织损伤较小。许多报道称不宜手术的晚期病例，经放疗后可得到根治，避免了创伤性手术，收到较好的效果。

外阴浸润性鳞状细胞癌的放射治疗，包括应用高能放射治疗机（^{60}钴、^{137}铯、直线加速器和电子加速器等）行体外放射治疗和用放射治疗针（^{60}钴针、^{137}铯针、^{192}铱针和 ^{88}镭针等）行组织间质内插植治疗。外阴鳞状细胞癌虽然对放射线敏感，但由于外阴正常组织的不能耐受使外阴癌组织得以治愈的最佳放疗剂量，一般外阴组织仅能耐受 40～45Gy，而鳞癌有效的治疗剂量为 55～60Gy，因此疗效不佳。目前，放射治疗在外阴鳞状细胞癌中处于辅助地位，外阴鳞癌放射治疗总的 5 年生存率在 20 世纪 70 年代以前约在 25%，近年来的报道有所提高，I～II期外阴浸润性鳞状细胞癌的 5 年生存率甚至可达 70%。

外阴鳞状细胞癌采用放疗的指征可归纳为：①不能手术的病例，如手术危险性大，癌灶广泛，不能切除或切除困难者；②先采用放疗后再行保守手术者；③复发可能性大者，例如淋巴结已转移，标本切缘找到癌细胞，病灶靠近尿道、直肠近端，如要彻底切除病灶但又要保留这些部位有困难者；④术后对有淋巴结阳性者补充体外放疗可能提高生存率。

2）放疗根据照射方式分为近距离治疗和远距离治疗

①近距离治疗：指放射源在肿瘤附近或组织内进行放疗，后者又称组织间放疗。妇科近距离治疗最常用的是腔内放疗，指放射源放置于宫腔内、阴道内进行治疗。近距离治疗始于腔内镭疗，由于防护等原因现已被后装治疗取代。后装治疗是指先把不带放射源的治疗容器放置于治疗部位，后将放射源送于治疗容器进行治疗。近距离后装治疗放射源，主要有 ^{60} 钴、^{137} 铯、^{192} 铱。^{192} 铱用于现代高剂量率的机型中，现代高剂量率机型为单一、高强度 ^{192} 铱源有电脑控制的治疗计划系统及控制系统。如中国医学科学院肿瘤医院制定的 S-系统妇科腔内放疗标准程序，治疗过程简化、方便、适用而又易于普及，在国内得到广泛应用。国外也有报道称对有手术禁忌证或拒绝手术的外阴癌患者行近距离放疗（插植法）是一种有效的治疗方法。

②远距离放疗又称体外照射：射线经过一定空间到达肿瘤组织进行治疗，一般均穿过皮肤达到受照射的肿瘤组织。目前体外照射多由加速器及 ^{60} 钴体外照射机实施。妇科肿瘤照射方式有盆腔垂直照射（包括全盆及四野照射），旋转照射等中心照射，腹股沟及腹股沟阴阜野、外阴野、全腹条形移动野以及盆腔＋主动脉旁延伸野照射。近年来，三维适形放疗发展，通过影像学技术把肿瘤的情况以三维方式显示，通过计划系统可使肿瘤得到适于其形状的照射，而正常组织得到保护，在妇科已用于某些复发性肿瘤的治疗。

3）放疗根据治疗方法分为单纯放疗及综合治疗

①单纯放疗：多为腔内与体外配合行根治性放疗，如阴道癌的放疗。腔内放疗主要针对原发灶，体外照射则对肿瘤周围浸润区及淋巴转移区照射，以弥补腔内治疗的不足。

A.原发灶放射：目前多采用 9～18MeV 的电子线在外阴部垂直、切线处或以病灶为中心的四野交叉照射，其范围应超过癌灶外 2cm 以上，一般给予矩形野。放射能量应根据肿瘤大小和浸润深度选择，总剂量为 60Gy 左右，每日照射 150CGy，每周 5 次，或隔日照射 300CGy，每周 3 次，照射总量为 6 周 60Gy 左右，于照射 30～40Gy 时若有明显皮肤反应，可休息 2～3 周后继续进行照射。在休息期间可用化疗来提高疗效，尽量保持外阴皮肤干燥，对局部病灶外突较大者亦可采用切线照射，照射摆位时应将肿瘤基底切入，以减少外阴反应。

B.区域淋巴结放疗：对于一些不做淋巴结清扫的病例，给予淋巴引流区照射。采用左右两个腹股沟野，野中轴相当于腹股沟韧带，上、下界平行于该韧带，内侧达耻骨结节，野大小为（8～10）cm×（10～12）cm，两野每日照射，每次 150～200CGy，每周 5 次，照射总量为 4～5 周 40～50Gy，用加速器合并电子束照射。盆腔腹股沟区的放疗，其照射野上界为耻骨联合上缘上 8～10cm 相当于第 5 腰椎上缘，下界为耻骨联合上缘下 4～5cm，相当于闭孔膜处，外界为股骨头中线，内界为脐耻连线外 2cm，整个放射野为 7cm×15cm 的左右前后四野。

C.局部肿块组织间的插植放疗：主要用于晚期复发且病灶较大的患者，并在体外照射结束后施行。已有临床报告证实组织间的插植治疗可使晚期或复发患者获得较好的局部控制，局控率可达 60%左右。

D.三维适形和调强适形放疗：近年来，已有学者将三维适形（3DCRT）和调强适形（MRT）运用于外阴癌的放射治疗。目前认为 3DCRT 用于外阴癌的放射治疗可使其定位更精确，正常组织少受照射。现采用 MRT 技术发现 MRT 比 3DCRT 有更好的剂量分布，并使小肠、直肠及膀胱等正常器官减少不必要的照射，初步证实其为外阴癌的有效方法。

②综合治疗：放疗为综合治疗的一部分，主要分放疗与手术配合的综合治疗及化疗与放疗配合的综合治疗。

放疗与手术配合的综合治疗又分术前、术中、术后放疗。外阴癌晚期（Ⅲ、Ⅳ）放疗与手术综合治疗的 5 年生存率达到 60%。手术前后行外阴放疗，是晚期外阴癌局部处理中的一个重要环节，放疗剂量与预后密切相关。

A.术前放疗：目的是缩小肿瘤及降低肿瘤细胞活性，减少手术过程可能发生的种植或转移。对巨大的外阴原发性肿瘤、浸润较深或累及邻近器官如阴道、尿道或肛门等手术切除困难的晚期外阴癌患者,术前放疗可保持原器官的解剖、血供,故可作为综合治疗中的一个重要手段。许多学者建议可行有计划的术前放疗,其剂量多不超过55Gy。

B.术中放疗:20世纪70—80年代后使用较多,多以电子线治疗,在手术中对切不净或切除困难的肿瘤灶给予照射,照射时用特制限光筒并保护好其他脏器。我国西安、北京、杭州都曾用此方法对妇科肿瘤进行照射。目前,近距离术中照射在妇科使用不多。

C.术后放疗:多用于手术不够彻底或疑有残存病灶的病例。可分为近距离、远距离术后照射。后者主要用于盆腔、主动脉及外阴部照射。临床观察显示,腹股沟区淋巴结阳性的患者进行术后辅助放射治疗,其肿瘤复发率相对单纯手术或单纯放疗而言要低。但不主张根治术后,体外大剂量照射,因为对生存率影响不大,反而可使并发症增高,其并发症的发生与手术范围、剂量及照射野大小直接相关。

放疗与化疗配合的综合治疗亦分为放疗前化疗、同期放化疗以及放疗后化疗3种。化疗常用全身化疗及介入化疗。

①放疗前化疗:亦为新辅助化疗的一种,有利于缩小局部肿瘤体积及减少全身潜在性转移灶。

②同期放化疗,是目前妇科肿瘤治疗的一个热点,国外报道可提高生存率、降低死亡率。国外许多学者认为放、化疗两者同时使用,有协同作用、增敏作用并可降低交叉耐受性等。目前临床观察发现对于期别早,肿瘤灶直径<2cm,浸润深度<5mm,无腹股沟淋巴结转移者,结合化疗且肿瘤照射剂量达40~50Gy其疗效较好。

③放疗后化疗:以往常用此种方式,化疗作为晚期肿瘤放疗后的补充治疗或姑息治疗。可用于有盆外转移或可疑及潜在转移的患者。

4)外阴其他恶性肿瘤放疗疗效的评价:既往认为黑色素瘤对化疗和放疗耐受,但近年来的资料显示化疗和放疗对晚期患者有效,对晚期患者采用放疗或化疗使个别患者生存达10年以上。外阴局部和腹股沟区可采用体外照射,肿瘤累及阴道或阴道复发可采用阴道后装治疗。放疗剂量为4000~5000CGy,对高危患者主要是提高局部控制。对于远处的脑、骨及内脏的转移也可采用放疗，起到缓解治疗作用。不管是常规应用或作为缓解治疗手段，放疗仅可以缓解晚期患者的外阴黑色素瘤症状，而不能治愈该病。

外阴基底细胞癌对放疗敏感，但由于外阴部正常皮肤对放射线耐受性差，治疗时容易并发外阴放射性炎症，溃疡和疼痛。仅适用于早期的基底细胞癌。化疗对基底细胞癌的疗效不佳，但对较晚期病例，可作为综合治疗的一种补充手段。

高能放射治疗对前庭大腺起源的鳞状细胞癌的作用同一般的外阴鳞状细胞癌，但对前庭大腺腺癌疗效差。

外阴汗腺癌对放疗不敏感，但对病灶较晚无法手术切除者，可试姑息性放疗，有时可获得较好的疗效。

外阴疣状癌唯一的治疗方法是手术切除，行较广的局部切除术，即使已有淋巴结转移亦应手术切除。禁忌放射，因放射会引起生长加速和促使复发。

（2）外阴癌的手术治疗　外阴癌是特殊部位的表皮癌。由于该部位湿度大，末梢神经丰富，敏感性高，使放射治疗等某些治疗手段受到限制。目前对外阴癌的治疗，早期采用单一手术治疗，中晚期多以手术为主，辅以放疗或化疗的综合治疗。近年来手术治疗一改过去经典的传统的单一术式——外阴联合根治术（Tausssig 和 Way 术式），即广泛外阴切除和双腹股沟或盆腔淋巴结切除，而强调治疗的个体化，其原因主要是外阴鳞状上皮癌的发生越来越年轻化，患者对治疗术式选择的要求更高。因此，在制定个体化的手术方案时，应充分考虑患者的年龄、癌灶的大小和位置及与邻近器官的关系，癌灶基底浸润的深度、有无腹股沟淋巴结及其他淋巴结的转移、有无血管的侵犯、肿瘤细胞的分化程度等。

外阴癌 5 年总的生存率仅 67.9%，淋巴结转移是影响外阴癌预后最重要的因素。一般外阴癌初次治疗时应行手术处理腹股沟淋巴结，临床资料分析表明腹股沟淋巴结手术治疗较放疗疗效好。因此，除非直径小于 2cm，浸润深度小于 1mm 的单发病灶，否则大多数患者均需行标准的外阴广泛切除及淋巴结清扫，这样既满足了手术分期，又降低了复发率。

自 Taussing 和 Way 提倡以外阴切除加双侧腹股沟淋巴结清扫术式进行外阴癌治疗以来，此术式一直被沿用，成为标准的手术疗法。但近来这一长期建立起来的、传统的根治性术式，受到极大的冲击，几经演变，已形成多种术式。1983 年，Hacker 等提出了改良的手术方式，即仅采用外阴广泛切除，而不必行腹股沟淋巴结清除术，使并发症发生率有所降低，并获得了 60%～70% 的 5 年生存率，故对早期患者倾向于行保守性手术。其原因主要是年轻的早期外阴癌的病例逐年增加以及对外阴鳞状细胞癌的生物学行为即淋巴结转移规律的相关危险因素进行了较深入的临床研究。因此，手术治疗所采用的术式趋向于个体化，在考虑治愈患者的基础上，减少手术的损伤，尽可能多些保留正常组织和维持器官的生理功能。如对早期浸润性外阴癌不需采用标准的根治性术式，仅行外阴广泛切除，甚至外阴病灶局部广泛切除，就可取得最佳的治疗效果。

外阴浸润癌的手术治疗，常规包括两个部分：外阴原发灶和继发灶的切除。继发灶包括腹股沟淋巴结和髂、盆腔淋巴结的切除。当然，还有超常规的手术治疗，如癌灶侵犯尿道口者，可将前段部分尿道与外阴一起切除。凡癌灶侵犯阴道前下壁，尿道中、后段或膀胱颈者，在做外阴癌联合根治术时，应行全尿道和（或）膀胱颈的切除及部分阴道切除和尿道重建术。凡癌瘤侵犯阴道下后壁、肛管或直肠者，应考虑在做外阴癌联合根治术的同时，行部分阴道后壁、肛管或直肠切除术和人工肛门重建术。晚期病例行外阴癌联合根治术及盆腔内脏切除术，该手术难度大，创伤面极大，术后并发症多，死亡率较高，因此掌握此手术指征应十分严格。可喜的是经过我们的努力，有一部分晚期外阴癌患者可获得较长的生存期甚至治愈。

外阴恶性黑色素瘤的手术治疗原则类似外阴癌。对早期、浅表浸润者倾向于施行较保守的局部广泛切除术。关键是病灶周围要有适当的安全边缘。外阴恶性黑色素瘤的手术还应包括切除腹股沟淋巴结。大规模皮肤黑色素瘤研究中发现皮肤病灶深度 <0.76mm 者淋巴结转移危险性极低，故手术切除淋巴结无明显益处；对于浸润深度 >0.76mm 的外阴黑色素瘤患者，侧旁病灶者应考虑行同侧的淋巴结切除术，中心病灶者行双侧淋巴结切除术。目前认为，适于施行淋巴结切除术的仅限于中等浸润深度（1～4mm）的黑色素瘤患者。对于外阴的巨块病灶或广泛局部复发者应考虑行根治性手术。

基底细胞癌的治疗为手术治疗，宜采用较广泛的局部切除，包括一部分周围正常皮肤及皮下的深部组织。一般不需要做外阴根治术及腹股沟淋巴结清扫术。凡累及尿道或阴道、肛门，疑有腹股沟淋巴结阳性者应做活检，如病理证实有转移时，应做腹股沟淋巴结清扫术。对腹股沟深淋巴结阳性者，应做盆腔淋巴结清扫术。

（3）外阴癌的化学药物治疗

1）化疗进展：化学疗法尚未成为外阴癌的常规治疗方法。其原因在于已确立的广泛外阴切除术等术式在早期癌治疗上疗效显著。然而尽管外阴癌发生在较容易发现的部位，但还是经常可以见到患者因就医不及时，治疗时已是晚期癌的情况，此时适合于应用化疗。由于外阴癌患者性外阴广泛性切除手术会影响其生活质量，诸如副损伤面积、术后瘢痕形成以及心理创伤等，因此，对于手术难以切除干净的晚期外阴癌患者，术前化疗可以起到一定的补充和辅助作用，既可以使肿瘤在一定程度上缩小，减少手术创伤，提高手术质量，又可以减少手术后复发，在不同程度上改善外阴癌患者的预后。

2）外阴癌化疗效果：外阴癌中鳞状细胞癌占80%，相对于腺癌而言，鳞癌对放疗敏感性好，而对化疗敏感度较低。虽然化疗难以使外阴癌达到缓解，但在有广泛扩散的进展期病例和复发病例时，有必要使用化疗参与治疗。

①单一用药：化疗药物应当使用多大剂量在单一用药治疗外阴癌问题上，尚未见相关的临床资料，新开发的药物亦无此项研究。目前，临床上治疗外阴癌的化疗药物有多柔比星（adriamycin）、博莱霉素（bleomycin）、甲氨蝶呤（methotrexate）、顺铂（cisplatin）、依托泊苷（VP-16）、丝裂霉素C（mitomycin C）、氟尿嘧啶（5-FU）和环磷酰胺（cyclophospharnide）等，其中以博莱霉素、多柔比星和甲氨蝶呤疗效较好，有效率在50%左右。因博莱霉素对鳞状上皮癌治疗效果较好，所以国外经常单独使用此种药物。但由于博莱霉素增加肺纤维化的发生率，故近年来对其一次使用量和总用量均有严格的限制。尚有报道认为，博莱霉素对外阴癌的原发灶有一定效果，但对已有淋巴转移灶者则疗效较差。多柔比星也有效，常与CDDP以及VP-16联合应用。

②联合用药：有报道认为，有些已无法进行手术的病例进行联合用药的化疗可显示其有效性。临床治疗外阴鳞癌联合化疗方案有：博莱霉素＋丝裂霉素C、5-FU+丝裂霉素C

和博莱霉素+长春新碱+丝裂霉素 C+顺铂等。联合化疗方案治疗的外阴鳞癌病例较少，目前认为博莱霉素+丝裂霉素 C 和 5-FU+丝裂霉素 C 的疗效较好，有效率可达 60%。国外有人采用顺铂（P）+博莱霉素（B）+甲氨蝶呤（M）（PBM 方案：P100mg/m²，第 1 天；B15mg，第 1 天、第 8 天；M300mg/m²，第 8 天）的新辅助化疗应用于ⅣA 期患者，应用 2～3 个周期后，临床分期显著降低，腹股沟部位的转移灶获得 67%的缓解率，79%可行根治性手术。然而，病灶虽缩小，但病理学检查阳性率仍高，3 年存活率为 24%。另有人采用博莱霉素、甲氨蝶呤和洛莫司汀（lomustine，CCNU）（BMC 方案）应用于不适合手术的晚期外阴鳞癌或术后复发患者进行Ⅱ期临床试验。采用 6 周循环治疗，缓解率为 56%，平均存活期 7～8 个月。可推荐作为晚期患者的姑息治疗方案。

③化疗和放疗联合：化疗虽对外阴癌有一定的治疗效果，但由于外阴癌的部位和组织学特点，放射治疗仍为其重要的治疗手段。虽然单纯化疗治疗外阴癌效果欠佳，但实验研究表明，MMC、DDP 和 5-FU 对放疗有增敏作用。现可采用局部动脉内化疗和放疗同时进行，即所谓化学放疗（chemoradiotherapy）。研究证实，许多化疗药物可使肿瘤细胞对放射线增敏，产生更大的杀伤作用，故化学放疗目前为外阴癌手术前后新的辅助治疗方法。不同学者分别发现紫杉醇对外阴癌如同对子宫体癌和卵巢癌一样敏感，均有较强的杀伤作用，其与顺铂或与放疗联合对肿瘤细胞的杀伤作用有相加作用。据报道，将 CDDP 4mg/（m²·d）和 5-FU 250mg/（m²·d），每星期花费 96 小时持续静滴，与此同时联合应用 4 个星期的放疗，结果绝大部分病例症状得到了部分缓解且未出现严重障碍。目前有观点认为，淋巴转移灶和原发灶在对治疗的反应上存在差异，发生在盆腔淋巴结转移者，放疗方法较手术廓清淋巴结的预后会更好一些。化疗与放疗联合应用之后，若临床已经完全缓解就不必再手术，若化、放疗后的癌灶可以经手术切除，则可追加更广泛的手术和放疗。

对晚期或复发的外阴鳞癌采用抗癌化疗和（或）放射治疗和手术治疗有机地配合，可望提高生存率。

5.外阴癌治疗方案的选择原则

原发性外阴鳞状上皮癌目前的治疗以手术为主。对癌灶组织分化较差和中晚期病例可辅以放射治疗或药物化疗。免疫功能低下或免疫功能受损者可辅以提高机体免疫力的治疗以提高疗效。

外阴鳞状上皮浸润性癌的标准手术方式即广泛外阴切除加双侧腹股沟淋巴结清扫术。但近年来外阴鳞状上皮癌的发生越来越年轻化，患者对治疗要求越来越多样性。另外，通过不断深入的临床研究，对癌细胞的生物学行为——淋巴结转移规律的相关危险因素有了更深入的了解。因此，手术治疗所采用的术式趋向于个体化，在制定个体化的手术方案时，应考虑下列各因素：患者的年龄、患者的意愿、癌灶的大小和位置以及和邻近器官的关系；癌灶基底浸润的深度、细胞分化程度、有无淋巴管及血管的侵犯、肿瘤细胞的分化程度、有无腹股沟淋巴结转移、有无并发下生殖道其他部位的鳞状细胞癌等。

外阴癌的治疗包括手术、放疗及化疗等，治疗采取何种手段，主要取决于临床分期。原发性外阴鳞状上皮癌目前的治疗以手术为主。对癌灶组织分化较差和中晚期病例可辅以放射治疗或药物化疗。对免疫功能低下或免疫功能受损者应辅以提高机体免疫力的治疗，以提高疗效。

（1）外阴癌0期 如果治疗得当，外阴原位癌的控制应达到100%。治疗前，可采用阴道镜检查（colposcopy），在阴道镜的引导下活检，需要注意的是活检取材要有一定的深度，避免遗漏浸润癌。治疗方法的选择还取决于患者的年龄，是否影响性功能以及医疗条件等因素。

治疗方案：外阴原位癌的手术范围应该根据病灶的范围适当缩小切除范围，特别是对年轻患者应尽可能减少手术对外阴功能的破坏，即避免影响性功能，避免因手术而致的外阴过度变形而致性交困难及疼痛。老年妇女一般作外阴切除术比较适宜，手术简单，并发症少。

（2）外阴癌I期 患者淋巴结受累率约为9%，不必行大范围手术而严重地影响患者的生存质量。

Ia期外阴癌治疗方案如下。

1）如果原发癌灶间质浸润深度<1mm，无淋巴结转移或血管受累，癌灶组织分化程度

较好，可用病灶的局部广泛切除术及单侧腹股沟淋巴结切除术。

2）中央型病灶行局部广泛切除术及双侧腹股沟淋巴结切除术。

3）若癌灶合并有外阴营养不良、白色病变或不典型增生的病例，需将不正常的皮肤一起切除。

4）放疗：放疗一般只用于不宜手术的患者。

Ib 期外阴癌治疗方案如下。

1）癌灶间质浸润深度在 1～2mm，无淋巴管侵犯和组织分化良好者，此类病灶可采用较小范围的根治性外阴切除术和腹股沟淋巴清扫术。

①原发灶位于外阴前部一侧，行保留后部阴唇系带和会阴体部黏膜的外阴切除术，同时行同侧腹股沟淋巴结清扫术。

②原发灶位于外阴后部一侧，将整个外阴全部切除。同时行同侧腹股沟淋巴结清扫术。

③外阴癌灶位于中线时，尤其是阴蒂部，其生长方式多是浸润型的，淋巴转移率高，此类病灶需行外阴癌联合根治术，即外阴广泛切除术及双侧腹股沟淋巴结清扫术。

2）癌灶间质浸润深度>2mm，应行外阴癌联合根治术。

II～IV期浸润性外阴鳞癌癌灶均超过 2cm，淋巴结转移率在 30%以上，应行标准的外阴癌联合根治术，即外阴广泛切除及双侧腹股沟淋巴结（有时盆腔淋巴结）切除术。

（3）外阴癌II期　治疗方案如下。

1）外阴癌联合根治术——广泛外阴切除加双侧腹股沟淋巴结清扫术或加盆腔淋巴结切除术。外阴切除范围后部包括 3/4 会阴、前部应达阴蒂上部约 3～4cm。腹股沟淋巴结清扫时应将腹股沟区域的脂肪其中包括深浅淋巴结全部清除，同时行 Cloquet 淋巴结切除，若腹股沟淋巴结有两个以上阳性或 Cloquet 淋巴结阳性时，应行同侧盆腔淋巴结清扫术。

2）术后对盆腔淋巴结阳性者，补充盆腔体外放疗，可取得较好的近期疗效。

（4）外阴癌III期　治疗方案如下。

1）大外阴癌联合根治术-外阴联合根治术加受累的邻近器官、组织的部分或全部切除术。

2）凡癌灶侵犯尿道口者，可将前段部分尿道与外阴一起切除。尿道括约肌功能良好者，前尿道切除在 2cm 以内，不会产生术后尿失禁。

3）电化疗联合双腹股沟及盆腔放疗：在局麻下行外阴癌灶局部电化疗，若有残留可重复进行。放疗于局部电化疗后第 2 天开始进行，放疗用 ^{60} 钴 γ 线，只对腹股沟和盆腔淋巴结引流区照射 50～60Gy/25～30 次。既避免了损伤晚期患者外阴的结构，又兼顾了转移淋巴结的治疗，3 年生存期满意，疗效较好且费用低廉。

4）术前放疗，术后腹股沟淋巴有 2 个以上阳性则应施行同侧盆腔淋巴结切除术或盆腔淋巴区域放疗。

（5）外阴癌IV期 治疗方案如下。

1）大外阴癌联合根治术-外阴联合根治术加受累的邻近器官、组织的部分或全部切除术。

2）凡癌灶侵犯阴道前下壁，尿道中、后段或膀胱颈者，在做外阴癌联合根治术时，应行全尿道和（或）膀胱颈的切除及部分阴道切除和尿道重建术。尿道重建术均利用部分膀胱壁代尿道。尿道口可置于下腹壁，或置于外阴原尿道部出口。也有将全尿道切除后的膀胱与切断的直肠吻合，使尿液从肛门排出，再于肛门后作一横切口，将充分游离并保持血运的乙状结肠断端，于肛门外括约肌内拉出，缝合于肛门后切口。如果肿瘤接近尿道口、肛门口等保留尿道或保肛手术均应辅以术前或术后放疗。一般术前采用 4～8Mevβ线外阴病灶照射 20～30Gy/2～3 周，休息两周后手术，如术后可疑切缘不净病例应进行辅助放疗。

3）凡癌瘤侵犯阴道下后壁、肛管或直肠者，应考虑在做外阴癌联合根治术的同时，行部分阴道后壁、肛管或直肠切除术和人工肛门重建术。对于晚期外阴癌侵及肛门括约肌和（或）尿道时，可先接受 3～4 个疗程的顺铂和氟尿嘧啶的新辅助化疗，试保留这些盆腔结构，而避免行盆腔廓清术，3 个疗程后，行根治性外阴切除术同时行腹股沟淋巴结清扫术。对于病灶较大，病变累及尿道口或肛门者，术前给予半量放射治疗剂量一般为 30GY/3～4 周。

4）外阴癌就诊患者中约 40% 已属晚期，5 年存活率较低。为提高晚期外阴癌的治疗效果，宜采取综合治疗的方法。外阴癌联合根治术及盆腔内脏切除术的术式是应用于晚期病例，手术难度大，创伤面极大，术后并发症多，死亡率较高，因此掌握此手术指征应较严格。近年来，放疗在外阴癌治疗中的作用得到肯定，术前放疗，采用 220kV X 线、60 钴、加速器以肿瘤为中心交叉照射、切线照射、水平照射，对于阴道、尿道浸润较深者可合并腔内照射，包括镭疗、腔内后装照射、组织间照射。对巨大的外阴原发性肿瘤、浸润较深或累及邻近器官如阴道、尿道或肛门等手术切除较困难的晚期外阴癌患者，术前外阴放疗已作为综合治疗的一个重要手段，针对外阴病灶照射或盆腔照射，均能有效缩小或消除局疗肿瘤，以利手术切除，甚至可提供保留功能的机会。

6.复发外阴癌的治疗

由于外阴肿瘤部位特殊，手术破坏性大，初治后复发及转移率高达 8%～26%。一旦复发再次治疗困难，疗效差。据有关文献报告，外阴癌复发时间多在术后一年内。临床复发与否与发病年龄无直接关系，而与临床期别关系密切，外阴癌复发分两种情况，一种是因为首次手术时未切净镜下可见的癌细胞而导致复发，多发生于术后 2 年内，其生物学行为较恶，发展较快。另一种情况是发生于远期，肿物可发生于非原发部位，其预后较前者为好。复发后的治疗依据复发时情况及先前治疗而定。一些患者可通过积极治疗包括手术、放疗、化疗或综合治疗，从而提高生存率。手术和放疗是复发外阴癌的主要治疗手段。复发外阴癌的治疗效果取决于复发病灶的部位及病灶的大小。如果先前腹股沟区已放疗的患者，再次复发后不主张腹股沟区手术治疗，因并发症高，可给予姑息性放疗或放、化疗等综合治疗。若为局限性的局部复发，行局部广泛切除仍能改善患者的生存质量。单纯外阴复发，预后较好。若区域淋巴结未转移，局灶性复发行局部广泛切除后的 5 年生存率仍可达 56%，对于腹股沟淋巴结原则上先清除浅部淋巴结，若肉眼可疑或冰冻证实阳性，则清除深部淋巴结或盆腔淋巴结。阴蒂部肿瘤，均需行深腹股沟淋巴结清除。若复发病灶较大，根据手术的可能性，仍可进行外阴广泛切除甚至盆腔脏器清除术。对无法手术者可行姑息性放射治疗或同步放化疗。多中心病灶存在是外阴癌复发的一个特点。放疗作为重要的辅助治疗手段，对于病灶较大，或邻近尿道、肛门者，术前辅以放疗可增加手术的彻底性，并有可能保留尿道或肛门。部分病例术后辅以放疗，可巩固疗效。复发病灶放疗，仍以局部病灶处照射 5～6 周 50～60Gy 为宜，当局部皮肤有明显反应时，可照射 30～40Gy 后休息 2～3 周再继续治疗。

第二节　阴道肿瘤

一、阴道良性肿瘤

阴道壁由鳞状上皮、平滑肌及结缔组织构成，阴道良性肿瘤有乳头状瘤、平滑肌瘤、纤维肌瘤、神经纤维瘤、阴道腺病、阴道壁囊肿及血管瘤等，临床上均较少见。

（一）阴道乳头状瘤

阴道乳头状瘤（papillary epithelioma）是比较少见的阴道黏膜疾病，可发生于任何年龄，以年轻妇女多见，常无症状。可见于阴道各壁，呈小菜花状，表面有乳头状突起，乳白色，质脆，以单个病灶或多个病灶出现，镜检见鳞状上皮过度生长而呈乳头状，间质内含纤维组织及炎性变化。本病恶变率低，治疗以局部手术切除为主。

（二）阴道纤维肌瘤、平滑肌瘤及神经纤维瘤

阴道纤维肌瘤（vaginal fibromyoma）、阴道平滑肌瘤（vaginal leiomyoma）和阴道神经纤维瘤（vaginal fibroneuroma）较少见，在育龄妇女任何年龄中均发生。肿瘤可发生于阴道任何部位，常见于阴道前壁。纤维瘤常为单个、大小不等、质硬；平滑肌瘤呈结节或息肉状，常为多个、大小不一、质硬，神经纤维瘤组织源于神经细胞，常为多发、大小不一、质软。

（1）临床症状：肿瘤较小时常无临床症状，肿瘤较大时可出现阴道肿块、白带增多，阴道下坠感并压迫膀胱、直肠出现相应症状及性交障碍等。当肿瘤合并感染时，可出现白带增多伴血丝、肿物溃疡、坏死，阴道流血等。

（2）妇科检查：发现阴道壁上有实性、质硬、边界清楚的肿块，神经纤维瘤软而有弹

性，边界不清楚。

（3）诊断：应注意与膀胱、直肠膨出，阴道壁囊肿、肉瘤等相鉴别。

（4）治疗：局部手术切除或用激光、LEEP 手术局部切除。

（三）阴道腺病（adenosis vaginae）

正常的阴道壁和宫颈鳞状上皮覆盖部（宫颈外口以外）一般不含有腺体。阴道腺病是指阴道壁和宫颈阴道部的表面或黏膜下结缔组织内出现腺体结构，即正常的阴道鳞状上皮被腺上皮替代，是妇科少见疾病，发病年龄为 22～65 岁。

1.病因

自 20 世纪 50 年代起，在怀孕初期（8～18 周）大剂量合成雌激素如己烯雌酚（DES）等药物的使用，使阴道腺病的发病率升高。另外患者多见于青春发育期，并与碱性的阴道环境有关。阴道感染滴虫或真菌性阴道炎等，可促使潜伏的阴道腺病出现临床症状。

2.病理

根据病理形态可将阴道腺病分为以下 5 种类型。

（1）隐匿型　阴道黏膜表面无异常表现，但表皮下含有腺体组织，仅在活组织检查时才被发现。

（2）囊肿型　阴道黏膜内有一个或多个大小不等的囊肿结构，囊内含有黏液，组织学显示副中肾管上皮特点。

（3）腺瘤型　腺上皮增生向外生长，形成阴道肿物如息肉状。

（4）斑点型　阴道黏膜内有增生和突起的腺上皮组织，表现为红色斑点、颗粒或糜烂状。此型的腺腔与阴道相通，涂碘不着色。

（5）宫颈前唇呈不规则小突起形如鸡冠，宫颈病变范围广的可使宫颈呈粉红色或红色。

按照 Robbey 的病理诊断标准，凡阴道黏膜下有似宫颈内膜、子宫内膜或输卵管内膜的腺体，或阴道的正常扁平上皮被上述腺上皮代替即可诊断，或低柱状上皮伴有鳞状上皮化生，有的还可伴有程度不等的不典型增生。阴道腺病有发展为阴道透明细胞癌及鳞癌的可能，癌变率<0.4%。

3.临床表现

部分患者无症状，如病变广泛常见的临床有白带增多，血性分泌物，阴道灼热感，性交不适，接触性出血。妇科检查以阴道壁散在性小结节最多见，为许多直径 0.5～5mm 大小的红色斑点，或表现为阴道黏膜糜烂、溃疡，或形成息肉、阴道蕈样改变等，宫颈可呈鸡冠状突起，触诊时可发现阴道横嵴甚至接触性出血。

4.诊断

详细询问患者在胚胎期有无接触雌激素药物史，并结合临床症状对整个阴道和宫颈做仔细检查，注意有无病变存在，特别是触诊到硬结、溃疡等有重要意义。辅助检查有以下几项。

（1）细胞学检查 对阴道腺病的诊断意义不大，但对上皮不典型增生的诊断、随访及早期发现癌变有帮助。

（2）阴道镜检查 镜下可见到白色上皮、红色斑点镶嵌在血管网及不典型病变区，可见腺体开口，腺囊肿或柱状上皮岛，病变部位碘试验不着色。阴道镜检查选择活检部位，病变随访，早期发现上皮不典型增生及癌变有很大帮助。

（3）活组织检查 如阴道镜检查有异常者应多处活检，作为确诊依据。

5.鉴别诊断

（1）中肾管囊肿 多位于阴道的前侧壁，其上皮细胞缺乏黏液和糖原，黏液免疫组化染色呈阴性。

（2）阴道子宫内膜异位症 病变突出于阴道壁表面，有时呈暗红色，镜下可见到子宫内膜腺体及间质成分，腺腔内常有陈旧性出血，而阴道腺病仅有子宫内膜腺体，而无间质。

6.治疗

无症状的患者组织学无不典型增生者可进行随诊。对有症状者应采取以下治疗方法。

（1）增加阴道酸度 采用硼酸粉剂局部冲洗、坐浴，保持阴道酸性环境，促进柱状上皮鳞化及病灶愈合。

（2）积极治疗真菌、滴虫性等阴道炎。

（3）局部切除　小病灶可应用电灼、冷冻、激光等治疗。

（4）部分阴道切除　对病变广泛者合并不典型增生可行此手术。

（5）对于有恶变倾向的患者，需要密切随访，每6～12个月随访1次，行阴道细胞学及阴道镜检查发现有异常时即做活检。

（四）阴道壁囊肿

阴道壁囊肿（cyst of vaginal wall）是在阴道发育过程中，由于由中肾管、副中肾管及泌尿生殖窦胚胎组织残留形成的胚胎遗留性囊肿；或是阴道黏膜组织损伤如分娩时阴道裂伤愈合、阴道手术后形成黏膜上皮植入黏膜下生长脱屑和液化形成的植入性囊肿。因其体积一般较小，患者常无明显临床症状或仅有阴道分泌物增多而常被忽视。

1.中肾管囊肿

中肾管囊肿是源于胚胎时期中肾管系统的遗迹，由于该管不退化，上皮生长、分泌物潴留，部分囊性扩张而形成，又称Gartner囊肿。多发于20～45岁妇女，囊肿较小时无症状，多在妇科检查时被发现。

（1）病理改变：镜下见囊肿内壁为单层立方上皮或带纤毛的低柱状上皮，上皮外有平滑肌组织。

（2）临床表现：中肾管囊肿常见于阴道的前侧壁和侧壁，囊肿壁薄表面光滑，圆形或椭圆形，单个或多个，大小不一，内含透明浆液性液体，呈囊性无压痛。如合并出血，其黏稠度和颜色可有改变。如囊肿较大，患者可出现下腹坠胀感、阴道异物感，还可出现性生活困难、膀胱刺激症状或排尿不畅等。

（3）诊断：根据患者的症状体征及B超检查来进行诊断。若囊肿位于阴道下段，则B超无法检出。①注意与膀胱膨出、尿道憩室、尿道腺脓肿相鉴别；②位于后穹隆的囊肿注意与子宫直肠窝疝相鉴别。

2.副中肾管囊肿

副中肾管囊肿源于胚胎时期残留的副中肾管。在胚胎发育过程中，有些副中肾管上皮可能残留于阴道黏膜下，日后形成的囊肿又称为苗勒管囊肿。

（1）病理改变：囊肿内壁为柱状上皮肤细胞，过碘酸-雪夫反应阳性，囊内有黏液。

（2）临床表现：小的副中肾管囊肿一般无症状，体积大的囊肿可引起阴道分泌物增多、阴道异物感、性交困难甚至排尿障碍及尿潴留等。

（3）妇科检查：囊肿可位于阴道的任何部位，以阴道下段及前庭多见。囊肿多较小，直径小于2cm，单发或多发，不活动，无压痛，囊肿内充满透明液体，急性感染可有明显触痛。

3.包涵囊肿

包涵囊肿是由于阴道创伤或产伤或行阴道修补手术时，将阴道黏膜组织包埋在黏膜下，上皮细胞脱屑、液化而形成的囊肿。

（1）病理改变：囊肿内有干酪样黄色内容物。显微镜检查发现囊壁为复层鳞状上皮，囊内有角化物质。

（2）临床表现：多无症状，囊肿较大者可有阴道异物感。囊肿位于阴道后壁或后侧壁，以阴道下段后壁近处女膜处多见；囊肿多较小而单发，质韧，不活动，无压痛。

4.阴道壁囊肿治疗

根据囊肿大小及位置不同治疗原则不同。小的、无症状的囊肿常不需治疗。出现症状可于非感染期手术切除。以下几种方法各有优缺点，可根据实际情况选择适当的治疗方法。

（1）囊肿穿刺取液术　用穿刺针从低处穿刺抽取囊内容物，见囊壁塌陷后注入无水乙醇，约为抽出液量的1/3量即可。因囊肿内壁多单层立方上皮或带纤毛柱状上皮，具有分泌功能，无水乙醇对组织蛋白具有固定作用，使其丧失活性，达到破坏腺体分泌、粘连闭锁囊腔的目的。

（2）囊肿剥除术　位于近阴道口的囊肿若抽液后复发或涉及面较大，则行囊肿剥除术。

（3）囊肿切开造口术或激光治疗　对于囊肿过大无法经阴道完整切除者，或囊肿位于阴道穹隆部手术切除较困难者；先破坏囊肿，放出液体，冲洗囊腔，尽量清除残余囊壁，再用纱条填塞阴道，或用激光对囊腔进行凝固破坏，使囊壁坏死脱落或粘连闭合。

（五）阴道血管瘤

阴道血管瘤（vaginal hemangioma）临床罕见，一般分为毛细血管扩张性血管瘤及海绵状血管瘤。

（1）临床表现：毛细血管扩张性血管瘤为阴道出血，当血管瘤破裂时可致大出血，甚至休克。海绵状血管瘤患者可有阴道下坠感，站立时明显。临床检查病变可表现为单个或多发性暗紫色结节，略突出于阴道黏膜。或呈弥漫性改变，质软，按压后可变小。诊断应与黑色素瘤、子宫内膜异位症鉴别。

（2）治疗：单纯性血管瘤一般病灶较小，可行激光、电灼等治疗。病灶界限清楚的，可局部手术切除。为防止出血，术中可于病灶周围先缝合，阻断血供后再切除。海绵状血管瘤可采用局部放疗。

二、阴道上皮内肿瘤

阴道上皮内肿瘤（vaginal intraepithelial neoplasia）为一组病变，包括阴道鳞形上皮不典型增生和阴道鳞形上皮原位癌。它是阴道浸润性癌的癌前病变。它与外阴和宫颈的鳞形上皮一样，可从轻度到中、重度，最后发展为原位癌的自然发展过程。VAIN 准确的发病率及进展为浸润癌的概率并不确切，在所有的上皮内肿瘤中 VAIN 发病率仅占 1%。大约 5%VAIN 进展为浸润癌。VAIN 可以是宫颈、外阴上皮内肿瘤的延续，也可单独存在；可与宫颈、外阴上皮内肿瘤并存，亦可先后发生。

（一）病因

阴道上皮内肿瘤的病因至今不明。多见于 60 岁以上的妇女，平均发病年龄为 50 岁。近年来发病率趋于年轻化。目前认为 HPV 感染是发生 VAIN 最主要的因素。此病毒可导致外阴、阴道和子宫颈上皮非典型增生。另外可能与既往子宫全切术史、放疗、全身免疫机制抑制、吸烟、化学生物等多种因素亦有关系。也有人认为绝经后萎缩的上皮更易发展成 VAIN。Srodon 等研究发现 VAIN 的发生与 HPV 高度恶性型别相关，相比 VIN，VAIN 更接近于 CIN。Murta 等研究发现以前接受过子宫全切术的患者更容易发生 VAIN，从手术完成到出现 VAIN 的中位时间是 41 个月。

（二）病理

1.大体观

大约有一半以上的病例 VAIN 为多灶性或弥漫性。阴道病灶黏膜可正常、糜烂或呈稍微隆起增厚的白斑。阴道镜下观察，病灶呈扁平或稍隆起，可伴有点状或镶嵌状改变。碘试验阳性。

2.镜下观

表皮层细胞可部分或全部分层不清、排列失去极向和出现核异型性。按表皮层细胞病变的范围分为：

（1）VAINI 鳞形上皮下 1/3 层细胞增生，轻度异型性，极性存在，核分裂象少见，中、上层细胞分化成熟。

（2）VaINII 鳞形上皮下 2/3 层以内的细胞有中度异型性，极性稍紊乱，核分裂象多见，上 1/3 层内的细胞成熟。

（3）VAINIII 鳞形上皮下 2/3 层以上的细胞重度异型性，极性丧失，核分裂多，可见不典型核分裂，细胞边界不清。当发展到整个上皮层为不典型增生时则为原位癌。

（三）临床表现

VAIN 患者通常无不适感觉，少数患者偶见阴道分泌物增多和（或）接触性阴道出血。妇科检查时阴道黏膜可无异常，或仅呈糜烂、稍微隆起的白斑。也可发现阴道内有边界较清晰的颗粒状病灶。VAIN 最常见的病灶部位为阴道的上 1/3，发生于中下 2/3 者少于 10%，病变常为多灶性，常常在阴道皱褶中。全子宫切除术后，病灶好发于 3 点和 9 点的"角落"处。需注意的是，行妇科检查时，窥阴器需旋转，以便看清整个阴道黏膜，否则会被遗漏而漏诊。

（四）诊断

阴道上皮内肿瘤仅靠临床表现和体征很难做出诊断，一定要行活组织检查，根据病理检查结果来确诊。因此，辅助检查非常重要。对于曾因 CINIII 而行全子宫切除术患者，则每年要行阴道细胞学检查；而对于因良性疾病而行全子宫切除术的患者，每 3～5 年要行阴道细胞学检查，刮片检查有疑问者应行阴道镜检查。诊断主要依靠的辅助检查有以下 3 种。

1.阴道细胞学检查

阴道脱落细胞涂片检查是阴道上皮内肿瘤初步筛选的有效方法。如果阴道细胞学涂片异常，应排除该异常细胞是否来自宫颈和外阴。

2.阴道镜检查

当阴道细胞学出现异常时，需行此项检查。阴道镜下常可发现阴道上皮出现白色镶嵌状、点滴状和微粒状结构。

3.病理检查

凡阴道黏膜有明显的病灶，可直接取活检送病理检查。如阴道黏膜无明显异常，可在阴道镜或碘液涂抹阳性处取活检送病理检查。

（五）鉴别诊断

阴道上皮内肿瘤应与如下疾病相鉴别。但由于下述疾病均可有轻度不典型增生，在细胞学和病理上，它们与肿瘤性的非典型增生难以区分，故鉴别诊断的关键在于定期行阴道涂片检查或病理检查，以其发展趋势来判定。

1.阴道炎或阴道上皮萎缩

症状与体征往往与阴道上皮内肿瘤相似。主要靠病理检查鉴别。病检表现为：若为炎症，则见细胞增生，同时由于细胞质内糖原减少，核浆比例增大，但整个细胞极性保持，核分裂象少，且多在深层。

2.人乳头状瘤病毒感染

此类感染的症状和体征与阴道上皮内肿瘤常无区别。其病理表现为细胞不典型增生位于中、浅层，并出现挖空细胞。

（六）治疗方案

既往对 VaIN 的标准治疗方式为放射治疗和部分阴道或全阴道的切除。但近年来 VAIN 的患者趋于年轻化，阴道穹隆部放疗照射可引起卵巢功能的衰竭，造成阴道缩短和性交困难。因此，目前常用的治疗方案为药物、激光、手术、放疗综合性治疗。治疗中应注意：

①必须清除所有的病灶。否则可能导致 VaIN 复发和病灶的进一步进展；②绝经后患者阴道内要使用雌激素；③治疗后要定期随访。

1.VAINI 治疗方案

对无症状、年轻、范围局限的、低级别的 VAIN、HPV 检测为 6 型或 11 型低危型感染的妇女可局部用雌激素软膏、5-FU 软膏或干扰素栓，促进其向正常方向转化。

（1）雌激素治疗 阴道上皮内肿瘤的诱因可能与雌激素缺乏有关。临床上可阴道内使用雌激素，使鳞状上皮向成熟方向转化，早期的上皮内肿瘤病灶可能会逆转。使用方法：将雌激素软膏置于阴道深处，每 3 晚 1 次，连续使用 3～6 个月。治疗期间应定期做阴道细胞学检查观察治疗效果。如治疗无好转，则改用其他方法治疗。观察期间，需定期做阴道细胞学及阴道镜检查。若病变加重或 6～12 个月无改善，应进一步治疗。

（2）局部化疗

1）5%的氟尿嘧啶软膏局部应用：由于其使用方便有效，而且不影响阴道功能，尤其是门诊患者使用方便，所以得到患者的青睐。据报道，局部应用 1～2 个疗程后，80%的患者可痊愈。

将 5%的氟尿嘧啶软膏置阴道内，每次用量相当于氟尿嘧啶 1.5～2.0g。连续 5～6 次为一疗程，可多疗程应用。每次阴道置药后，需于阴道口和外阴涂抹凡士林软膏或锌氧膏以保护外阴部皮肤。

2）三氯醋酸（TCA）局部应用：据报道采用 50%TCA 阴道局部涂抹治疗子宫切除术后的 VAIN，1 周 1 次，连用 4 周每 3 个月随访 1 次，持续至少 1 年。治愈率 71.4%。认为 50%TCA 可用于治疗低度的 VAIN 且副作用小。

3）5%咪喹莫特软膏局部应用：5%咪喹莫特软膏是一种治疗外生殖器疣的安全有效方法，可以提高局部对 HPV 感染的免疫力。低剂量的 5%咪喹莫特软膏可有效地治疗低级别的 VAIN。完全治愈率是 26%～100%。用 5%咪喹莫特软膏 0.25g 涂抹阴道，每周 1 次，持续 3 周。最常见的副作用是局部烧灼感和疼痛，没有阴道溃疡形成。患者的耐受性好。

2.VAINII～III治疗方案

根据病变部位、范围、年龄，选用手术、放疗、光动力学疗法、超声刀空化抽吸法、激光、5-FU软膏等治疗。

（1）手术治疗　阴道上皮内肿瘤的手术方式包括局部阴道切除、部分或全部阴道切除术。对单灶性的病变可采用局部或部分阴道切除术。建议：①对于子宫切除术后阴道顶端或阴道穹隆部位病变，采用阴道上段切除；②对于多灶性或阴道镜下确诊的病变，采用激光治疗；③对于年老体弱不能耐受手术及无性生活要求的患者，可采用低剂量率或高剂量率后装腔内治疗；④对要求保留卵巢功能的年轻患者，宜考虑行手术治疗。

（2）激光治疗　CO_2激光治疗是一种简单而有效的治疗方法。凡阴道上皮内肿瘤因上皮过度角化，局部化疗不敏感或化疗失败的病例，均可采用本法治疗。在激光治疗之前，应排除浸润性病变的存在，如有怀疑，则不能进行激光治疗，而给予手术治疗。

激光治疗时，先用醋酸清洗阴道黏液，再用碘液将病灶的轮廓显现出来，随后采用低能量的激光（相当于治疗宫颈原位癌灶一半的能量）治疗。激光治疗阴道上皮内肿瘤时，为了不对邻近器官造成损伤，可在病灶基底部注入生理盐水或利多卡因，使上皮层与皮下层分层，激光破坏组织的深度不超过1mm。治疗后应禁止性生活，直至阴道上皮愈合。激光治疗阴道上皮内肿瘤成功率在80%左右。

（3）放射治疗　放疗是治疗VAINIII的常用方法，认为中等剂量近距离放疗可以用来治疗VAINIII。一般采用腔内短距离放疗，给予阴道黏膜表面剂量是35～60Gy，需告知患者相关的毒性反应，少部分可导致阴道狭窄和粘连，但严重的早期和远期并发症少见。应长期随访以便发现晚期复发和恶化。

（七）预后

阴道上皮内肿瘤一般不发生转移、不侵犯邻近器官和组织的。经过治疗后的VAIN患者，缓解率可达80%。由于阴道解剖毗邻直肠、阴道、膀胱，在治疗上存在一定的困难，仍有20%患者复发，因此需要长期随访。单个微小病灶预后最好，多灶性病变及年轻妇女复发率较高。

三、阴道恶性肿瘤

原发性阴道恶性肿瘤相当少见，仅占女性生殖系统恶性肿瘤的 1%～2%。一般情况下阴道癌可以被有效地控制，尤其是在早期发现，通常是可治愈。20 世纪 80 年代以来，浸润性阴道癌发生率持续为 0.4/100000，无明显改变。原发性阴道恶性应与转移性阴道恶性肿瘤相鉴别。转移性阴道恶性约占阴道恶性肿瘤的 80%～90%。

在诊断原发性阴道癌时，应仔细检查邻近器官如宫颈、子宫内膜和外阴是否存在原发癌，只有这些器官无原发癌或排除这些邻近器官的阴道转移癌时，方可确诊为原发性阴道癌。通常，如：一例侵袭性阴道肿瘤，其宫颈部位受累，它就被归类为宫颈癌；同样，肿瘤侵袭阴道和外阴，则被称为外阴癌；直肠、结肠、膀胱或尿道的原发肿瘤也可侵犯阴道，则称为阴道的转移癌；若一位宫颈浸润癌已经治疗了 5 年的患者诊断有阴道癌，则被认为是复发性宫颈癌而非原发性阴道癌。

（一）临床诊断

阴道癌（vaginal cancer）的主要症状是无痛性阴道出血、阴道分泌物增加。晚期症状可伴有尿潴留、膀胱痉挛、血尿、尿频等。若肿瘤侵犯直肠可出现里急后重、便秘、便血等症状。

结合病史和体格检查、仔细的妇科检查（窥器检查、阴道触诊、双合诊和三合诊）不难做出诊断。但因阴道癌最常见于阴道后壁上 1/3 段，由于窥器下叶的遮蔽，肿瘤可能在初次检查时被漏诊。因此，行窥器检查时要旋转窥器，仔细观察阴道壁有无病灶。

辅助检查：①巴氏涂片检查：早期阴道鳞癌可基于巴氏涂片异常做出初步诊断。②活组织检查：以黏膜下生长为特征的透明细胞癌无法从巴氏涂片得到提示。则可疑部位的活检有助于明确诊断。③阴道镜检查：对于巴氏涂片异常、不明原因出血或阴道上段有红斑、溃疡者应行阴道镜检查。在阴道镜指导下做活检明确诊断。④部分阴道切除活检：对那些指导下活检仍不能确诊的患者，需行部分阴道切除活检以明确浸润深度。肉眼不可见的浸润癌也常由此发现，尤其是在那些既往有子宫切除术的患者，可能是在这些患者中行阴道穹隆缝合时包埋了一些具癌变倾向的上皮。

（二）细胞分类

1.阴道鳞状上皮癌（squarnous carcinoma of the vagina）

占多数，为阴道恶性肿瘤的93%；多位于阴道后壁上段。好发于高龄的妇女，发病高峰年龄为50～70岁，50%为60岁以上患者。

2.原发性阴道腺癌（adenocarcinoma of the vagina）

腺癌次之，约占4%～5%；绝大多数为转移性，转移癌可来自结肠、子宫内膜或卵巢等，胰腺和胃来源罕见。阴道腺癌可在任何年龄出现。中肾管残留的原发性阴道腺癌多见于年轻妇女。

3.阴道透明细胞腺癌（clear cell adenocarcinoma of the vagina）

表现为阴道内有红色葡萄状赘生物。可见于青春期少女和年轻妇女，以及个别儿童。其发病曲线从14岁开始上升，19岁达高峰，此后快速下降，年龄范围7～34岁，中位年龄19岁。1970年，Herbst和Scully报道了7例阴道透明细胞癌，这些癌症患者与子宫暴露于己烯雌酚之间存在明显的相关性。后来的报道也证实了在子宫DES暴露和阴道、宫颈透明细胞肿瘤的发生之间存在相关性。有胎儿期宫内DES暴露史的妇女，其透明细胞癌的发生率约为1∶1000或略低。

4.阴道黑色素瘤（melanoma of the vagina）

占阴道肿瘤的≤3%，发生率低、死亡率高。老年妇女常见，平均发病年龄58岁，阴道黑色素瘤病灶多位于阴道下1/3，浸润很深，多数病灶为IV级；分期参照外阴癌。阴道黑色素瘤五种族差异（外阴黑色素瘤存在种族差异白种人比黑种人发病率高）。

其他如葡萄状肉瘤、内胚窦瘤、纤维肉瘤、平滑肌肉瘤、淋巴肉瘤和血管肉瘤等更为罕见。不同细胞类型的阴道恶性肿瘤，其年龄分布不同。婴幼儿好发内胚窦瘤、葡萄状肉瘤；青春期好发腺癌和葡萄状肉瘤；生育年龄妇女多发生平滑肌肉瘤等。

（三）FIGO分期

阴道癌FIGO分期，首先应将播散到阴道的宫颈癌及肿瘤侵犯到阴道的外阴癌排除；其次，要通过临床检查，行宫颈活检；必要时需行膀胱镜、直肠镜、胸片和骨骼X线等检查后方可进行分期。淋巴造影、CT、MRI 检查等获得的影像学信息不能改变分期，可供制定治疗方案时参考。临床上大约 75% 的患者为Ⅱ～Ⅳ期阴道癌，确诊时期别较晚，以免导致治疗复杂化，影响治愈率。

原发性阴道癌的临床分期主要是采用国际妇产科联盟（FIGO）的分期标准，具体方法如下。

0 期　肿瘤局限于上皮层（原位癌）。

Ⅰ期　癌灶局限于阴道壁。

Ⅱ期　癌灶向阴道下组织扩展，但未达盆壁。

Ⅱa 期：阴道下浸润，未达宫旁。

Ⅱb 期：宫旁浸润未达盆壁。

Ⅲ期　癌灶扩展至盆壁。

Ⅳ期　癌的范围超出真骨盆腔或侵犯膀胱或直肠黏膜，但膀胱黏膜水肿不应列入此期。

Ⅳa 期：癌侵犯邻近器官。

Ⅳb 期：癌转移到远处器官。

部分患者可行手术分期，同时加肿大淋巴结切除术。FIGO 分期未制定微小浸润癌的诊断标准。因原发阴道癌极少见，常予以放射治疗；因此，对肿瘤的浸润深度、脉管内的转移及病灶大小的研究报道甚少。

（四）阴道癌的治疗方案

1.阴道癌 0 期

原位鳞状细胞癌：通常是多病灶的且多发生在阴道穹隆。由于阴道上皮内瘤样病变（VAIN）常与其他生殖道肿瘤相伴随，因此应首先仔细检查宫颈和外阴。下面列出的治疗方案有同等的治愈率。治疗方案的选择取决于患者的因素和局部手术（如：阴道穹隆的解剖畸形；由于子宫切除术形成的阴道残端）。对于伴有过度角化的病灶，采用切除或激光汽化的疗效比采用氟尿嘧啶好。

标准治疗方案如下所示。

（1）伴或不伴植皮的广泛局部切除。

（2）多部位或病变广泛者，行伴植皮的部分或全部的阴道切除术。

（3）用 5%的氟尿嘧啶乳膏阴道内化疗。每周滴入 1.5g 连用 10 周，与频繁使用效果一样。

（4）激光治疗。

（5）腔内放疗，向全部阴道黏膜照射 6000～7000Gy。

2.阴道痛I期

（1）鳞状上皮细胞癌　治疗方案的选择取决于患者个体因素及病灶局部鉴定。

1）深度＜0.5cm 的表浅病灶的标准治疗方案

①腔内放疗：在大多数情况下，6000～7000Gy 照射 0.5cm 的肿瘤 5～7 天（大面积病灶需要腔外放疗）。对于阴道下 1/3 的病灶，可以选择 4500～5000Gy 的剂量照射盆腔和（或）腹股沟淋巴结转移。

②手术治疗：广泛局部切除或伴阴道重建术的阴道全切术尤其适用阴道上 1/3 部位的病灶。对于那些手术边缘有转移的病例，应该考虑辅助放疗。

2）深度＞0.5cm 的病灶的标准治疗方案

①手术治疗：a.位于阴道上 1/3 的病灶，可施行根治性阴道切除术和盆腔淋巴结清扫术。如果子宫位于原处，可行子宫根治术。当切缘和淋巴结阴性时，无须其他治疗。如果可行且患者要求应实行阴道重建术。b.病灶为下 1/3 时应实行腹股沟淋巴结清扫术。c.对于接近手术边缘或边缘有转移的病例，应考虑辅助放疗。

②放射治疗：原位癌采用联合间隙内（单面插植）和腔内放疗的剂量至少应达到 7500Gy。除近距离放疗外，提倡对低分化型或浸润癌，即那些淋巴转移率很高者，行体外放射治疗（external-beam radiation therapy，EBRT）。对于阴道下 1/3 的病灶，选择 4500～5000Gy 的放疗用于盆腔和（或）腹股沟淋巴结。

（2）腺癌

标准治疗方案如下。

1）手术治疗：因为肿瘤具有向黏膜下扩散的特性，所以应行完全根治性阴道切除术和伴淋巴结清扫术的子宫切除术，而且最好在手术时做冰冻切片检查，以确定其切除边缘和深度是否足够。如果病灶侵及阴道上部，切除盆腔淋巴结，而如果病灶源于阴道下部，则切除腹股沟淋巴结。如果可行且患者要求应实行阴道重建。手术边缘阳性的病例，应考虑辅以连接部的放疗。

2）腔内和组织内放疗：如前所述用于鳞状上皮细胞癌。对于阴道下 1/3 的病灶，选择 4500～5000Gy 的剂量照射盆腔和（或）腹股沟淋巴结。

3）对一些选择性的病例，可采用联合局部治疗，即可以包括广泛性局部切除术、淋巴结取样和腔内治疗。

3.阴道癌Ⅱ期

无论鳞状上皮细胞癌还是腺癌，其标准疗法是放射治疗。

标准治疗方案如下。

（1）联合腔内、体外放疗（EBRT）　采用 7000～8000Gy 的联合剂量治疗原发肿瘤部位。对于阴道下 1/3 的病灶，选择 4500～5000Gy 的放疗用于盆腔和（或）腹股沟淋巴结。

（2）根治性手术　根治性阴道切除术或盆腔廓清术（伴或不伴放疗）。

4.阴道癌Ⅲ期

鳞状上皮细胞癌及腺癌治疗方法一致。

标准治疗方案如下。

（1）联合间隙内、腔内和体外放疗（EBRT）　EBRT 用 5～6 周（包括盆腔淋巴结），随后用间隙内和（或）腔内插植放疗以达到总剂量为 7500～8000Gy，而骨盆侧壁剂量为 5500～6000Gy。

（2）一般不联合手术治疗。

5.阴道癌IVA 期

鳞状上皮细胞癌及腺癌治疗方法一致。

标准治疗方案如下。

（1）联合间隙内、腔内和体外放疗（EBRT） EBRT 用 5～6 周（包括盆腔淋巴结），随后用间隙内和（或）腔内插植放疗以达到总剂量为 7500～8000Gy，而骨盆侧壁剂量为5500～6000Gy。

（2）手术（极少）与放疗联合应用 但有直肠阴道瘘或膀胱阴道瘘的患者，可先行全盆腔除脏术加盆腔和主动脉旁淋巴结清扫术。对未曾放疗的患者同时行低位直肠吻合术、可自控的泌尿道改道术和阴道重建术。其手术成功率远高于先前已行放疗者。

6.阴道癌IVB 期

鳞状上皮细胞癌及腺癌治疗方法一致。

标准治疗方案：伴放疗或不伴化疗。

为缓解症状、提高治疗结局，建议患者可参与正在进行的临床试验。有关进行临床试验的信息可从 NCI 网点获得。

（五）阴道癌合并妊娠的处理

阴道癌合并妊娠约占阴道癌的 2%。病理类型以鳞状细胞癌和透明细胞腺癌最为常见，前者好发于更年期，后者发病高峰在少女或青春期女性。生育年龄的妇女患病较少。

阴道恶性肿瘤合并妊娠的症状、体征与非妊娠者相同。阴道恶性肿瘤合并妊娠的治疗方案，应依据临床分期，肿瘤部位，妊娠的周数和患者的年龄以及要求来考虑。

1.妊娠早、中期，胎儿常不能存活

（1）对早期小病灶者，可行局部广泛切除或阴道腔内放射治疗。

（2）对I期和II期有明显病灶的患者，按其发生部位不同，采用不同的术式或放射治疗。①凡病灶位于阴道上、中 1/3 者，可直接行广泛全子宫切除、部分或全部阴道切除和盆腔淋巴结清扫术。对年轻患者应考虑保留卵巢和阴道重建术。妊娠期，各组织间层次较宽，手术只要按解剖层次进行分离，并不困难.②凡病灶位于阴道下 1/3 者，可先行引产或阴道腔内放射治疗，待自然流产后，再行外阴、阴道下段切除和腹股沟、盆腔淋巴结清扫术。

（3）对IIb、III、IV期或有手术禁忌证者可行根治性放疗，其包括体外盆腔野和阴道腔内的放疗。

2.妊娠晚期胎儿能存活者，应先行古典式剖宫产

妊娠晚期胎儿能存活者，应先行古典式剖宫产，然后依据肿瘤的部位采用各种不同术式和（或）放射治疗。据报道IIb、III、IVa 的阴道鳞状细胞癌和透明细胞腺癌，经根治性手术后，再行体外盆腔放疗，可提高生存率。

阴道恶性肿瘤合并妊娠发病率低，至今仍无大量病例的报道，其预后仍不明确。但一般认为阴道恶性肿瘤合并妊娠的预后与非妊娠者无明显差异。其预后取决于临床分期，肿瘤的组织类型和分化情况。

（六）并发症

因阴道与尿道、膀胱和直肠相互间非常靠近，使得手术或放疗后均有10%～15%的严重并发症。放射性膀胱炎和直肠炎很常见，病灶大者，膀胱或肠道瘘的发生率增加。放疗后常发生阴道纤维化、狭窄、僵硬。应鼓励规律的性生活，配以局部运用雌激素制剂，使用阴道扩张器，保持阴道功能。

总之，阴道癌较少见，且占妇科恶性肿瘤的比例低。无论哪种组织学类型如何，大多数晚期阴道癌都发生于老年妇女。由于局部大的病灶，患者缺乏免疫力，与其他脏器太接近和治疗倾向于侵犯性的放疗或手术治疗，因此，治愈率低，预后差。随着外阴癌及阴道癌发病的逐步年轻化，阴道癌保留生理功能的治疗研究已越来越多地受到妇科肿瘤学者的关注。基于以上因素，每一位患者的治疗方案都应制定为个体化治疗。

参考文献

[1]牟肖莉.临床内科疾病诊疗[M].天津：天津科学技术出版社，2019.

[2]程鹏.肿瘤内科疾病临床诊疗学[M].长春：吉林科学技术出版社，2016.

[3]劳伦·斯特恩.内科疾病诊疗路径卡[M].北京/西安：世界图书出版公司，2016.

[4]林典义.呼吸内科疾病诊疗新进展[M].西安：西安交通大学出版社，2015.

[5]于宁.现代内科疾病诊断与治疗[M].北京：科学技术文献出版社，2018.

[6]刘新锋，杜春鲜，杨洁.内科疾病诊疗[M].北京：华龄出版社，2014.

[7]周良辅.现代神经外科学[M]（第2版）.上海：复旦大学出版社，2015.

[8]张建宁.神经外科学高级教程[M].北京：人民军医出版社，2015.

[9]赵继宗，周定标.神经外科学[M]（第3版）.北京：人民卫生出版社，2014.

[10]雷霆.神经外科疾病诊疗指南[M]（第3版）.北京：科学出版社，2013.